デンタルテクニックス
㉑

前歯のう蝕治療

千田　彰
松井　治
有本　憲弘
　　著

財団法人　口腔保健協会

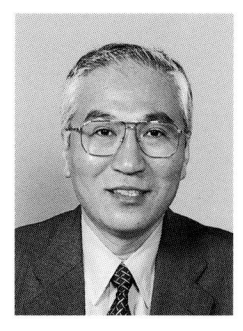

千田　彰
せんだ　あきら

略　歴

昭和48年　愛知学院大学歯学部卒業
昭和48年　愛知学院大学歯学部専科専攻生（保存修復学）（同年4〜6月）
昭和48年　愛知学院大学歯学部歯科保存学第一講座助手（同年7月より）
昭和54年　愛知学院大学歯学部歯科保存学第一講座講師
昭和58年　歯学博士取得（愛知学院大学）
昭和62年　カナダ　ウェスタンオンタリオ大学歯学部客員教授（昭和63年まで）
平成7年　愛知学院大学歯学部歯科保存学第一講座教授

（主な著書）

前歯ベニア修復（デンタルフォーラム）　共著
ポーセレンラミネートベニアテクニック（デンタルフォーラム）　共著
保存修復学21（永末書店）　編著
保存修復学（医歯薬出版）　共著
臨床のレベルアップポイント　まずは60（デンタルダイヤモンド）　編著
保存修復プレクリニック（医歯薬出版）（平成12年9月刊行予定）　編著

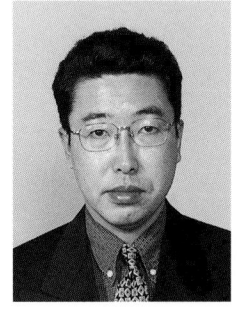

松井　治
まつい　おさむ

略　歴

平成2年　愛知学院大学歯学部卒業
平成2年　愛知学院大学大学院歯学研究科入学（歯科保存学専攻）
平成6年　愛知学院大学大学院歯学研究科修了　博士（歯学）
平成6年　愛知学院大学歯学部歯科保存学第一講座助手
平成9年　愛知学院大学歯学部歯科保存学第一講座講師

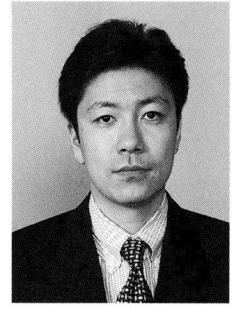

有本　憲弘
ありもと　のりひろ

略　歴

平成4年　愛知学院大学歯学部卒業
平成4年　愛知学院大学大学院歯学研究科入学（歯科理工学専攻）
平成8年　愛知学院大学大学院歯学研究科修了　博士（歯学）
平成8年　愛知学院大学歯学部専科専攻生（保存修復学）（同年4〜6月）
平成8年　愛知学院大学歯学部歯科保存学第一講座助手（同年7月より）
平成10年　愛知学院大学歯学部歯科保存学第一講座講師

目　　次

序

第1章　新しいう蝕の治療コンセプト……………………… 5
　　1．発症・進行抑制治療と接着性修復／5　　2．新しいう蝕治療の中での診査・診断の意義／5　　3．新しい診査法／7　　4．新しいう蝕歯質の除去法／8

第2章　前歯のう蝕症（う窩を中心に）……………………… 9
　　1．前歯のう蝕症の特徴／9　　2．前歯のう蝕症の修復治療／9　　3．接着性修復／10

第3章　唇面歯頸部のう蝕症の治療 ……………………………14
　　1．診査と診断／14　　2．修復治療の流れ／15　　3．修復材料，接着システムの選択，色調選択／16　　4．諸準備（術野隔離，歯肉排除）／20　　5．窩洞形成（罹患歯質の除去）およびライニング／22　　6．接着処理／24　　7．コンポジットレジンの塡塞，成形／25　　8．光重合／26　　9．仕上げおよび研磨／27　　10．経過観察，メインテナンス／29

第4章　隣接面のう蝕症の治療 …………………………………30
　　1．診査と診断／30　　2．隣接面う窩へのアクセス／31　　3．歯間分離／32　　4．窩洞／33　　5．隔壁（マトリックス）装着，接着処理，レジン塡塞／34　　6．仕上げ，研磨／37　　7．症例（一連の手順）／40

第5章　その他の前歯のう蝕症の治療 …………………………41
　　1．根面のう蝕／41　　2．その他の症例および修復／42

おわりに ……………………………………………………………47

序

　う蝕症は歯周病とともにいわゆる「歯科二大疾患」といわれてきたが，これは単に疾患量が多いというだけではなく，両疾患とも歯科医学，歯科医療の発展の歴史の中できわめて重要な位置を占めてきたからでもあろう．発症原因や進行のメカニズムの解明，予防，疫学，そして病巣除去やその部の修復治療のための膨大な基礎的，臨床的研究は歯科医学全般の活性化と発展に寄与してきた．また，その治療や予防に対する社会的要望はさまざまな歯科医療制度の確立にも貢献したといえよう．

　100年以上前にG. V. Blackによって確立されたといわれる，う蝕症の修復治療コンセプトは，その後も長く継承され「むしば洪水時代」も経て，いつの間にかう蝕症の第一義の，そして唯一の治療法として多くの歯科医師や一般の人々の間に定着してしまった．しかしながら近年，う蝕症発症の詳細が徐々に明らかにされるに至り，この修復治療に偏重したこれまでの歯学教育，臨床，医療制度が問い直されている．特に先進諸国の中では日本だけが依然として有意に高いDMFT値を示しているという現実があり，この修復治療偏重の従来の考え方にはさまざまな疑問や議論が高まってきている．

　そもそも「保存修復学」はBlackの時代「臨床歯科学，Operative Dentistry」として確立し，前述のようにう蝕症治療に積極的に取り組んできたわけで，近年の「修復治療に偏重したう蝕治療」に対する批判の矢面にあるといってよいであろう．Blackの時代は別として，このようにう蝕の発症，進行メカニズムがかなり明らかとなってきた今，発症そのものの抑制，進行の抑制をも治療の基本に据えた新しいう蝕治療コンセプトをもつ保存修復学を確立しなければならない．

　これからは，う蝕症の治療＝修復治療という古い概念を捨て，個々の患者あるいは患歯のもつ問題点を十分に把握してその問題点を解決するための治療方針を立案しなければならない．すなわちPOS（問題解決型システム）による治療方針の立案が必要であり，教育の場でも極力このシステムで学生自身に問題点を抽出，整理させその解決法を立案する能力をつけさせることが望まれている．

　また，最近は接着技法，材料の発展には目ざましいものがあり，修復治療ではあってもBlackの時代とは異なり，より歯質保存的でしかも歯冠色をもった材料で修復できるようになってきている．100年以上も前の窩洞の原理，原則では社会の高い要求にはもはや応じきれないというのも明らかな事実である．

　そこで本書では，「前歯のう蝕症」の治療を解説するにあたり，できるだけPOSの考え方に則った流れで解説するとともに，より積極的に接着や歯質保存的な修復治療を紹介することとした．これからのう蝕症の基本的な治療方針には発症・進行抑制治療や再石灰化治療など修復治療以外の選択肢があること，そしてこれらを総合的に考える必要があることを十分に理解したうえで本書を参考にして頂ければ幸いである．

第1章　新しいう蝕の治療コンセプト

1．発症・進行抑制治療と接着性修復

これまで100年以上にわたりう蝕症の治療は，病巣の徹底除去，修復物の機械的保持を原則とした窩洞の形成とその部分の修復を中心として行われてきた（図1）．しかし，近年はう蝕発症の原因や進行のメカニズムがかなり詳細にわたって明らかにされ，その発症や進行の抑制法も具体的に示されるようになった．さらには歯質への接着性，材料間の接着性に関する理論と材料の開発が進み，修復治療の根本的な考え方も大きく変わってきた．つまりG. V. Blackが提唱した窩洞の原則にはよらない，う蝕歯質，病巣の除去のみを中心としたいわゆる「超」歯質保存的な窩洞による修復処置が主流となってきている（図2-a～c）．

また修復の耐久性や目的から，「永久」・「暫間」修復という表現や分類が長く用いられてきたが，使用材料そのものの物理，機械的耐久性をもってこのように分類することはあまり意味はなく，修復した歯あるいは口腔の健康が維持されているか否かを定期的に管理，観察することの大切さが説かれるようになっている．これら最近のあるいはこれからのう蝕治療の基本的な考え方，進め方を図，表に示す（表1，図3）．

2．新しいう蝕治療の中での診査・診断の意義

このようないわば基本的な治療方針の拡大は，これらを立案するステップである診査や診断の重要性を増すことになった．すなわちこれまでのう蝕症の診査・診断はどちらかといえばう窩の発見であり，このう窩をどの材料と方法で修復するのかということに限られていた．しかし，これからは患者個々のう蝕発症リスクを判定し，う蝕の進行状況，すなわち急性期のう蝕か慢性期のう蝕か，さらにはう蝕原生菌叢なども判定しなければ「う蝕発症・進行抑制の治療」や「再石灰化の治療」などの方針は立案できない．また「う窩」が形成されていて「修復治療」が選択されたとしても治療後のメインテナンスを充実させて，その修復を成功させるには患者の個々のカリエスリスクはその都度評価されなければならない（表2）．

このような個々の患者のカリエスリスクは最近，市販の唾液量測定，緩衝能判定，細菌培養検査システムを利用して比較的容易に判定できる（図4）．

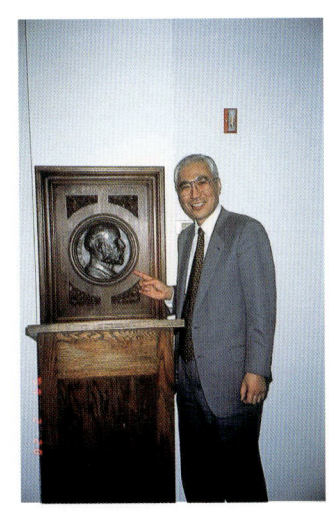

図1　「近代歯科学の父」G. V. Blackの肖像と筆者．Blackが晩年学部長を務めたシカゴのNorth Western大学歯学部は間もなく廃部となる（1999年2月撮影）．

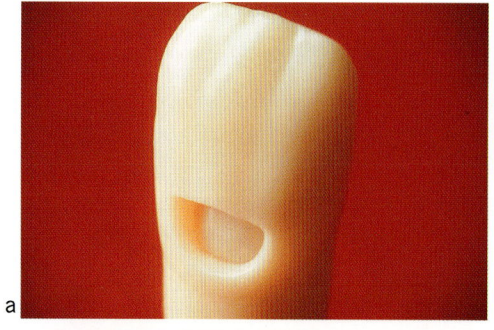
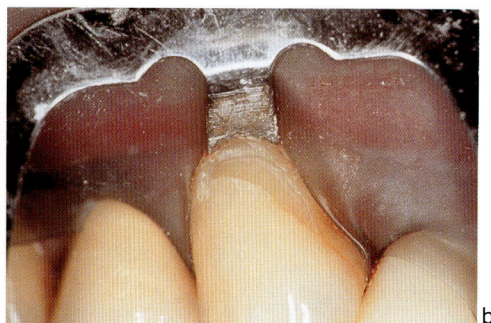
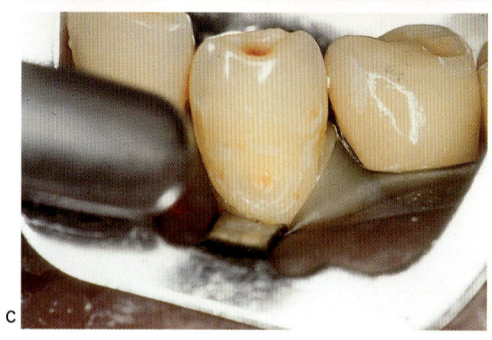

図2 a．窩洞の機械的保持を期待した従来の典型的Ｖ級窩洞．b，c．歯質保存的な接着修復窩洞．

表1 新しいう蝕治療の基本的治療方針

1．観察・管理・指導による発症と進行の抑制
2．エナメル質表層下脱灰やう窩象牙質の一部の再石灰化治療
3．う蝕病巣の除去とその部の修復治療
4．術後の定期的管理と指導

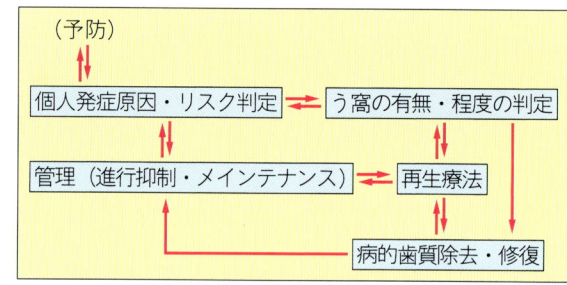

図3 新しいう蝕治療の診断と治療の流れ

表2 カリエスリスクとその評価

＊DMFT（う蝕経験）
　　DMFTが高いほどリスクは高い．
＊飲食回数
　　多いほどリスクは高い．
＊フッ素利用状況
　　家庭でのフッ素入り歯磨剤などの利用，診療室での適用状況．
＊プラーク量
＊唾液（刺激唾液）量（パラフィンワックスを5分間咀嚼して出る唾液量）
　　3.5 ml 未満はハイリスク，10 ml 以上ではリスクが低い．
＊唾液緩衝能（市販の試験紙がある．例えば Dentobuff™）
＊細菌量（ミュータンス，ラクトバチラス．市販の細菌検査システムがある）

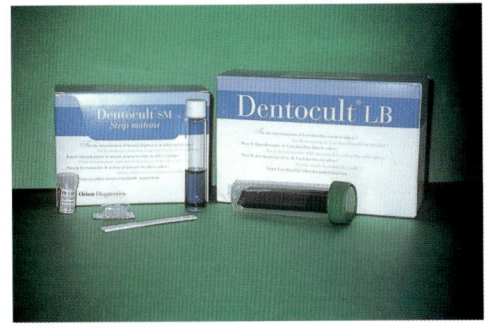

図4 カリエスリスク評価用の細菌検査用培地キット Dentocult SM と LB™.

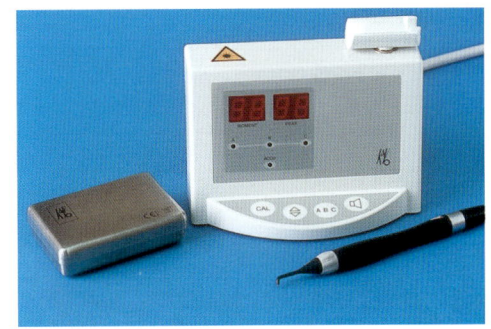

図5 新しいう蝕診断器 DIAGNOdent™.

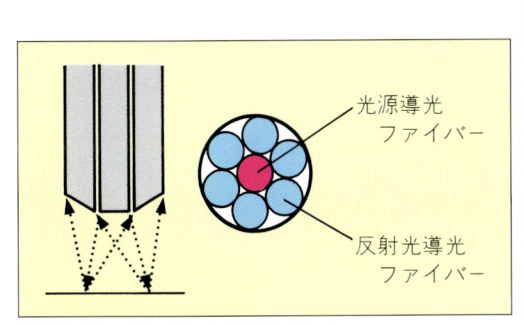

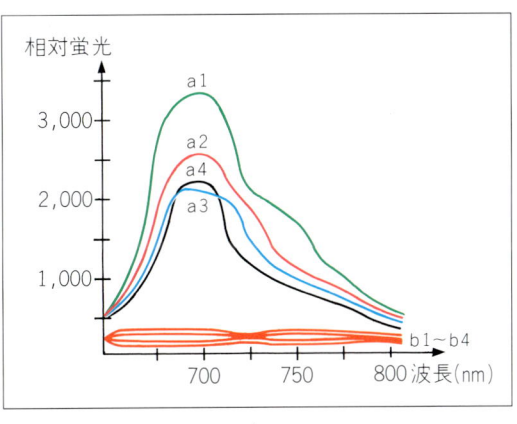

図6 a. DIAGNOdent™のファイバーはレーザー照射用と反射蛍光導光用とでなる.
b. 620〜670 nm のレーザー光をう蝕歯質に照射すると健康歯質よりも著しく強い反射蛍光を発する（いずれも特許公報より引用）.

3. 新しい診査法

前述のようにこれまでの診査は「う窩の発見」のためであり，視診，探針による触診，X線写真診査などが主に利用されてきた．しかし「う窩の発見」に限ってもこれらによる診断には客観性，再現性に問題があり，う蝕の進行性の判断をしたり，進行抑制の治療効果のモニターとして用いることはできなかった．しかし最近，ドイツの KaVo から DIAGNOdent™ というレーザーう蝕診断器が紹介され，これまでの診査法での問題をある程度解決するのではないかと期待されている（図5）．

本装置によるう蝕歯質の判定は，波長 655 nm 半導体レーザーを検査する歯面に照射し，その反射蛍光強度を測定することによる．この領域の波長をもつ光に対し，う蝕歯質は健全な歯質に比べより強い反射蛍光を発することを利用したものである（図6-a，b）．装置本体は小型，軽量であり，測定現在時の値と測定時間内のピーク値を表示するので患者自身にもモニターさせることができ，インフォームドコンセントにも便利である．さらに前述のように，単にう窩を発見することだけに用いるのではなく，診査している歯のう蝕の進行・抑制を観察して管理していくことにも利用で

きる．つまりフッ素塗布などにより再石灰化促進処置を試みる場合，DIAGNOdent™の測定値を記録し，モニターしていけばその処置や指導が成功しているのか否かを判断できる．その他，う窩の感染象牙質の除去の程度を判定するのにも利用できるのではないかと考えられている．

4．新しいう蝕歯質の除去法

う蝕歯質の除去，窩洞形成などのための歯の切削には従来から手用切削具や回転切削具が用いられてきた．特に最近はエアータービン，マイクロモーターなどの性能が向上し，精密かつ合理的な切削が可能となっている．しかしながらこれらの切削では振動，熱の発生が基本的に避けることができず，歯髄傷害を生じさせたり，また疼痛の発生を招いたりする．また，これらによる切削では，健全歯質と除去すべき歯質の見きわめが難しく，いきおい過剰な切削となりがちで必ずしもパーフェクトな切削法とはいえない．

最近の科学技術の進歩により，この回転切削法に加えていくつかの新しい歯の硬組織切削法が導入されている（表3，図7，8）．これらの新しい切削法はいずれも表に示すような，いわば付加的な効果と特徴をもっている．特に切削時の疼痛発生がかなり少ないこと，不快音や振動がないことは確かであり，いわゆるドリルによる切削を極度に恐れる患者，小児，高齢者への適応は効果的であろう．しかしながら切削効率そのものや切削の精度は，いずれもエアータービンやマイクロモーターに比較するとかなり劣ることは事実であり，これらの点での各々の除去法のさらなる改良もしくは回転切削や手用切削との適切な併用が望まれる．

表3 新たな歯の硬組織切削法とその特徴

* レーザー（Er：YAG, Nd：YAG, CO_2, EXCIMER など）
* エアーアブレージョン（噴射切削）
* 薬液溶解（化学・機械的除去）
* 音波振動切削

（特徴）
　装置が他の治療にも用いることができる（レーザー）．
　疼痛発生が少ない（レーザー，エアーアブレージョン，薬液溶解）．
　切削面にスメア層を作らない（レーザー，エアーアブレージョン，薬液溶解）．
　病的歯質の選択的除去の可能性（特に薬液溶解）．

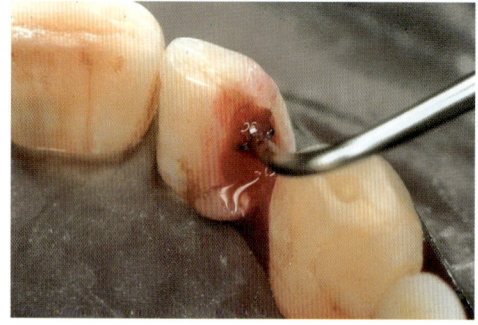

図7 薬液溶解（Carisolv™ Medi Team）による感染象牙質の除去．

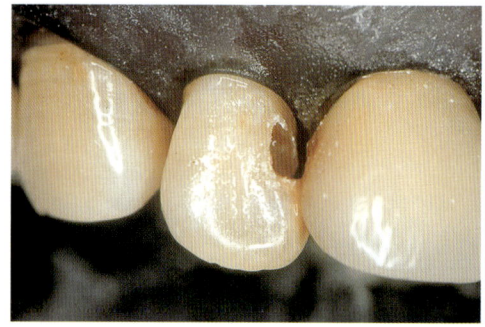

図8 レーザー（Er：YAGレーザー，KEY Laser™ KaVo）による窩洞．

第2章 前歯のう蝕症（う窩を中心に）

1. 前歯のう蝕症の特徴

前章で述べたように「う蝕症」とはイコール「う窩」ではなく，硬組織の脱灰と場合によっては一部の有機質の崩壊を主徴とする病態をいう．これは前歯のう蝕であっても同様である．したがって，う蝕症の診断，治療を新しいコンセプトに基づいて行っていく場合には，前述のように「う窩の修復」のみを考えるのではなく，患者個々のう蝕の発症，進行のリスクを把握し，これらの抑制処置や再石灰化，術後の観察・管理をも考慮に入れて治療していかねばならない．

しかしながら，これらの新しいう蝕治療，特に初期う蝕に対する発症，進行抑制の治療や患者のう蝕リスク評価，改善および患者の管理などについては，本シリーズの他書で詳細に述べられるのでそれに譲り，本書ではう窩が形成され，その部分の修復治療を必要とするう蝕を取り上げ，それらに対する修復治療の基本を解説する．

う蝕症の前歯における好発歯面は隣接面接触点下，唇面歯頸部，舌面小窩および歯根面である（図9-a〜c）．歯根面以外のう蝕は一般に下顎より上顎に多くみられる．最近は患者が口腔内，特に前歯部を自身で観察する機会が多くなってきており，わずかな着色や欠損を見つけ，これらに対する相談や治療の依頼で来院することが多くなっている．したがって，かつてみられたような歯質の崩壊が著しく進んだものや，重篤な歯髄炎症状を伴うような，前歯部の初発性のう蝕症はまず見受けることはない（図10-a，b）．

う蝕に対する患者の主訴は，臼歯部では一般に疼痛および咀嚼の問題など機能に関するものが多いが，前歯部では審美的な障害や疑問に関するものが圧倒的に多く，患者の治療に対する要望の主たるものも審美性の回復である．そして患者の治療結果への関心は，形態，色調がいかに天然歯に調和し，自然感が回復されたか否かという点に集中する．

2. 前歯のう蝕症の修復治療

前歯のう蝕症の修復治療で用いられる修復材は，いわゆる「歯冠色修復材料」である．これらには①コンポジットレジン，②グラスアイオノマーセメント，③コンポマー（ポリ酸モディファイドコンポジットレジン），④セラミクス，⑤セ

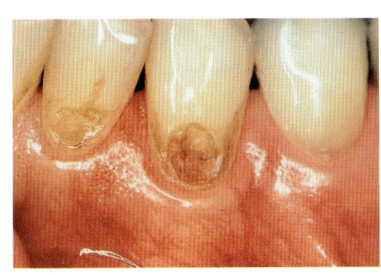
a

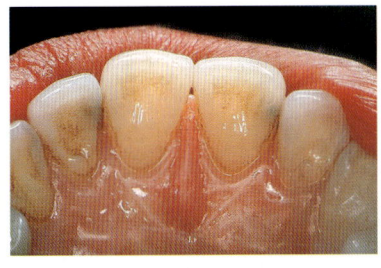
b

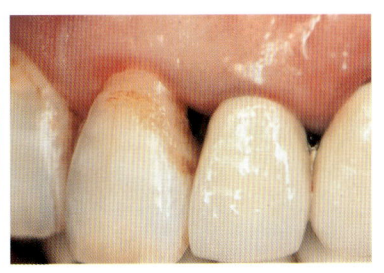
c

図9 前歯のう窩を形成したう蝕症の典型例
a．唇面歯頸部う蝕，b．隣接面う蝕，c．根面う蝕．

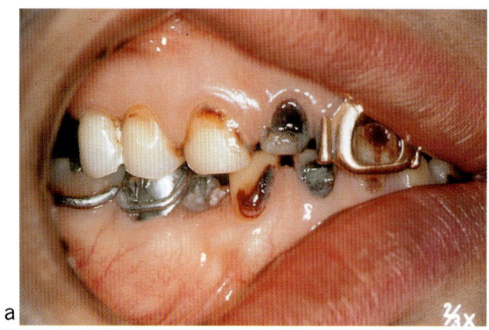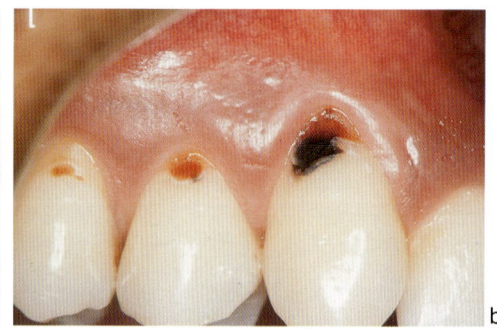

図10 かつてみられたこのようなう蝕症は最近はみられない.

ラミクスと金属(セラモメタル)，⑥コンポジットレジンと金属（レジン前装）などがある（表4）．これらは直接法（①〜③）あるいは間接法（①，④〜⑥）修復として各々用いられる（表5）．

しかし，最近は患者の関心が高く，前歯では大きな欠損，あるいは深いう窩をもつう蝕症はあまり見受けられず，そのほとんどはごく初期のものあるいは小さなう窩であり，接着修復を利用した直接修復によって治療されることが多い．直接修復に用いられる修復材料は①コンポジットレジン，②グラスアイオノマーセメント，③コンポマー(ポリ酸モディファイドコンポジットレジン)であるがこれらの使い分け，選択の基準は材料の物理・機械的特性，操作性，審美性そしてフッ素の徐放性による（図11）．

しかし，二次う蝕や修復物の劣化による再修復をくり返した場合，あるいは破折や歯髄処置などを伴った場合では，ベニア修復や冠修復などのさまざまな間接修復が行われることもある（図12）．ただし，本書では日常の臨床で利用頻度の高い直接法修復を中心に解説し，間接法はポーセレンベニア修復の一部についてのみ紹介する．

3．接着性修復

前歯の修復で用いられるものは冠修復を除いて，ほとんどが接着性修復である．最近はその冠

表4 前歯のう蝕治療に用いられる修復材
（歯冠色修復材料）

* コンポジットレジン
  光重合型，ハイブリッド
* グラスアイオノマーセメント
  光硬化型（レジン強化型），従来型（酸・塩基反応，粉・液混和）
* コンポマー（ポリ酸モディファイドコンポジットレジン）
* セラミクス（ポーセレン）
* セラミクス＋金属（セラモメタル）
* コンポジットレジン＋金属（レジン前装）

表5 前歯のう蝕治療で用いられる修復法

* 直接修復法
  ・コンポジットレジン直接法修復
  ・グラスアイオノマーセメント修復
  ・コンポマー修復
  ・直接法コンポジットレジンベニア修復（ダイレクトベニア）
* 間接法修復
  ・コンポジットレジン間接法修復（コンポジットレジンインレー）
  ・コンポジットレジン前装冠修復
  ・コンポジットレジンジャケット冠修復
  ・コンポジットレジンベニア修復

  ・ポーセレンラミネートベニア修復
  ・ポーセレンジャケット冠（オールセラミック）修復
  ・セラモメタル冠（メタルボンド）修復

注：国内では間接法に用いるコンポジットレジンを硬質レジン，ハイブリッドセラミックとよぶことが多い

修復であっても，例えばオールセラミック修復などではレジン接着を利用するようになってきている．

現在の接着システムはエナメル・レジン接着を第一世代のレジン接着と考えた場合は第五世代，すなわちツーステップシステムの世代にあるといわれている（表6）．いわゆるツーステップシステムとは，接着面の接着前処理すなわち①コンディショニング，②プライミングそして接着剤（③ボンディング）塗布という接着に必要な3つのステップを2つのステップに短縮したものである．ツーステップシステムには2種類のシステムがあり，主に欧米のメーカーが採用しているウエットボンディングシステムと日本のメーカーが採用し

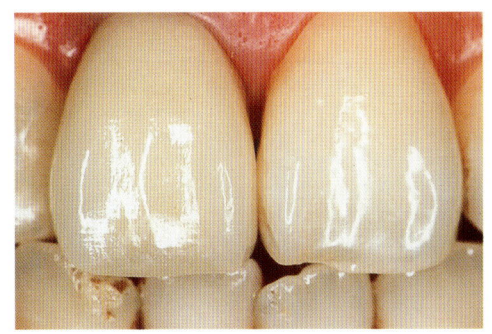

図12 右側中切歯のオールセラミック冠（IPS Empress™で作製）．

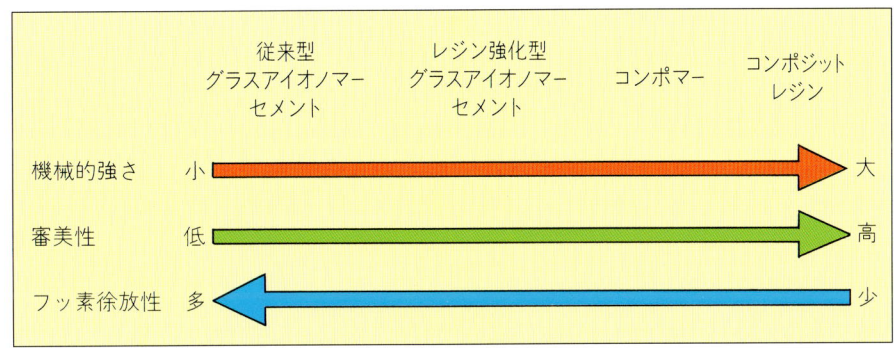

図11 コンポジットレジン，グラスアイオノマーセメント，コンポマーの機械的特性，審美性，フッ素徐放性のめやす．

表6 レジン接着システムの変遷

* 第一世代（エナメルボンディング）1970年代当初
  ・象牙質接着への配慮はあまりされなかった．
* 第二世代（リン酸エステル系接着剤）1980年代前半まで
  ・数多くの製品が市販された．
  ・象牙質のスメア層をそのままにして接着が図られた．
* 第三世代（象牙質接着の完成期）1980年代後半から
  ・象牙質スメア層の改質または除去のための象牙質接着前処理．
  ・象牙質接着が臨床研究でも確認された．
  ・コンディショニング，プライミング，ボンディングの臨床術式の確立．
* 第四世代（汎用接着システムの世代）1990年代前半から
  ・歯質に対する接着のみでなく，ポーセレンや金属への接着にも対応．
* 第五世代（ツーステップ）現在
  ・ウエットボンディングの紹介．
  ・セルフエッチングプライマーの開発……ワンステップ（第六世代？）へ．

注：この世代分類は成分や性能などによって分類したものでなく，製品開発のコンセプトなどに基づいた，あるいは当時の年代などによって分類したごく一般的なものである．

表 7 ウエットボンディングの一般的な操作ステップ
（詳細なステップは各メーカーの指示に従うこと）

1. 象牙質，エナメル質のリン酸エッチング（15秒）
2. 十分な水洗（15秒）
3. ブロットドライ……乾燥しすぎない，水たまりがない程度
   （いったん乾燥し，軽く濡らして湿潤状態を得てもよい）
4. プライマー＋ボンディング剤の塗布（複数回）
5. エアーブローによる乾燥（ボンディング剤の希釈溶剤の気散）
6. 光重合（10秒）……レジンの填塞操作へ

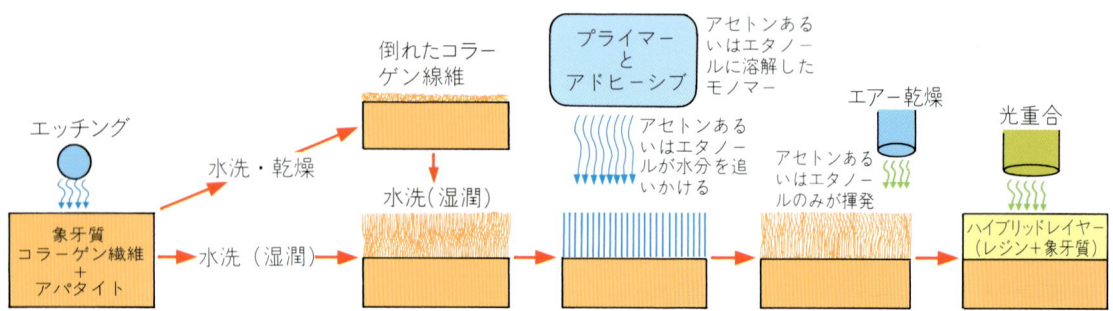

図 13 ウエットボンディングによるレジン・象牙質の接着

表 8 セルフエッチングプライマーシステムの一般的な操作ステップ
（詳細なステップは各メーカーの指示に従うこと）

1. プライマー（セルフエッチングプライマー）の混和および塗布
   （一液性のプライマーの場合は混和の必要はない）
2. プライマーの静置（20～30秒）
3. エアーブローによる乾燥
4. ボンディング剤の塗布
5. 光重合（10～20秒）……レジンの填塞操作へ

ているセルフエッチングプライマーシステムである．前者は3つのステップを①，②＋③として2つに短縮し，後者は①＋②，③として2つのステップにしている．

ウエットボンディングはコンディショナーとして35％程度のリン酸を，エナメル質と象牙質の前処理に用いるので，処理後はこれを水洗しなければならない．そして水洗後はエアーブローなどで完全に乾燥しないで，「ブロットドライ（吸い取り紙で吸い上げる程度の乾燥）」する．この「若干の湿潤状態」になれるまで少しとまどいがあるかもしれないが，実際にはさほど微妙なものではなく「水たまり」がない程度に湿潤させて2番目の操作すなわち「プライミング＋ボンディング」し，エアーブローによる乾燥，光重合を行い接着処理を完了する（表7，図13）．

セルフエッチングプライマーのシステムでは，プライマーがコンディショナーの機能を兼備していて，このプライマーが歯質の無機質を脱灰し，かつ脱灰された無機質と反応する．したがってこのコンディショナー・プライマーを水洗する必要はなく，塗布後20～30秒間放置し，つぎに乾燥する．その後ボンディング剤を塗布してから光重合する（表8）．

表9 レジン接着の応用

* レジン・エナメル質接着
 すべての接着性修復に．
* レジン・象牙質接着
 ほとんどすべての接着性修復に，レジンコーティングに．
* レジン・レジン接着
 レジンインレー，間接法レジンベニア，レジン修復の補修に．
* レジン・ポーセレン接着
 ポーセレンベニア，ポーセレンインレー，ポーセレン修復物の補修に．
* レジン・金属接着
 接着性アマルガムに，接着性ブリッジ，金属冠などの接着に．
* レジン・グラスアイオノマーセメント（GIC）接着
 サンドイッチテクニック，GIC ライニングした接着性修復に．

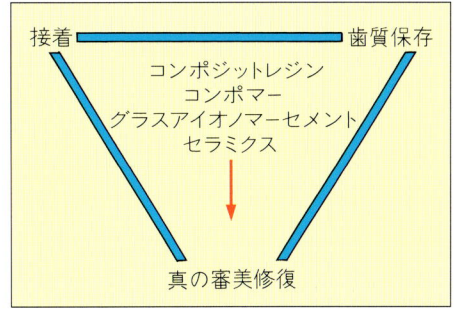

図14 接着，歯質保存は切り離せないことばであり，さらに歯冠色材料との組合せにより素晴らしい審美修復が可能となる．

レジン接着の発展はレジンと歯質（エナメル質，象牙質）との接着だけではなく，各種の修復材料との接着をも可能とし，レジン接着の恩恵をレジン直接法修復のみでなくさまざまな間接法修復にも広くもたらした（表9）．前述したように前歯部の修復では審美的な要求が高いので，間接法にもレジン接着を利用できるということは，例えばポーセレンベニアの審美性と歯質保存の効果にみられるように，きわめて有意義なことである．

ここで重要なことは，レジン接着の効果は単に「修復物と歯質とをつなぎ止める」ことのみではなく，前章冒頭でも述べたように，接着効果により窩洞の機械的保持効果の必要性がほぼなくなり，したがってう蝕歯質のみを取り除いた，きわめて歯質保存的で，かつ審美性歯冠色修復材料を利用した修復を可能にしたことである（図14）．

第3章　唇面歯頸部のう蝕症の治療

1．診査と診断

歯の歯頸部歯肉側1/3寄りは本来不潔域（自浄作用の及びにくいところ）であり，したがって歯の構造的陥凹部，すなわち小窩や裂溝部，隣接面とならびう蝕症の三大好発部位である．三大唾液腺（耳下腺，顎下腺，舌下腺）の開口部の位置を考慮すると前歯の唇面は上，下顎とも，特に上顎前歯唇面は唾液による緩衝を受けにくいといえる．また前歯唇面は口唇に最も近い歯面であり，その意味では他の歯面と比べると乾燥しやすく，唾液の緩衝作用の恩恵を受けにくい部分でもある（図15）．

これらに加えて，例えば開咬や口呼吸などをもつ患者ではきわめて条件が悪くなり，これらのリスクを考えないで，ただ単に修復治療をくり返し，またプラークの沈着が多いからとブラッシング指導程度を行うだけであると，いかなる修復治療も最終的に失敗に終わる危険性が高いといえる（図16）．

特にこのような患者では，カリエスリスクも含めてできるだけ多くの情報を収集し，これらをM（Medical：医学的），P（Psychological：心理的），S（Social：社会的）なものに整理して，そこから問題点を抽出したうえで対応策を考案する，すなわち治療方針を立案することが必要である．そしてその計画に基づき，また患者へのインフォメーションを十分に行い，了承を得たうえで治療を実行し，かつ治療内容と問題解決の状況を評価していくのがPOS（Problem Oriented System：問題解決型システム）による診査・診断，治療プロセスである（図17）．

この患者では開咬，口呼吸そして代謝疾患という問題をもち，またトラックによる配送業務に従事していて食事時間が不規則で，食後の口腔清掃が不良になりがちであるという問題をもつ．これらさまざまな問題点を総合的に把握し，かつ一つひとつの問題への対応を考慮して治療方針が立案され，診療が行われた（図18-a，b）．

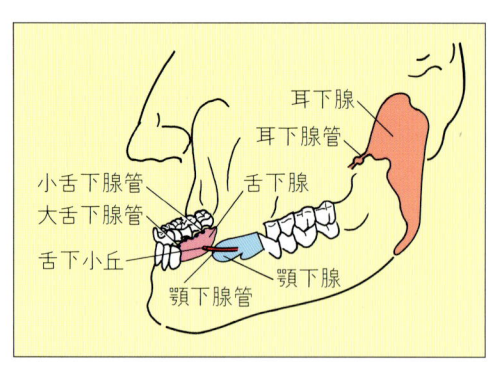

図15　前歯唇面は三大唾液腺開口部との位置関係から，また口唇に近く乾燥する機会が多いので唾液の緩衝を受けにくい．

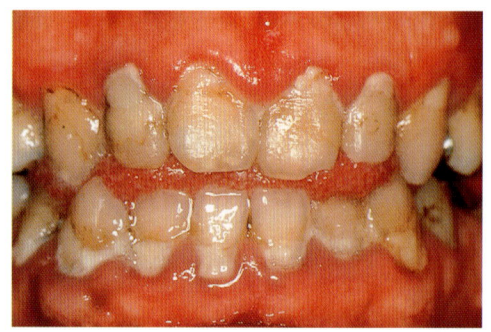

図16　この患者は開咬歯列をもち，また代謝性疾患をもっているので唾液量が少なく，特に前歯部は乾燥している．唾液緩衝能も極端に悪い．

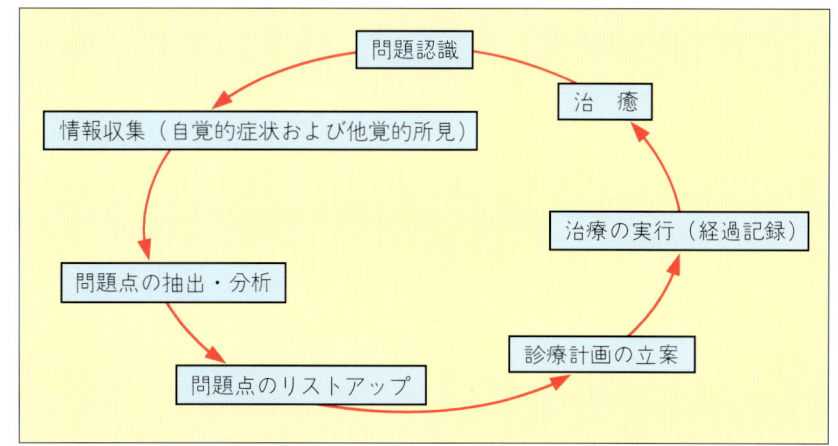

図17 POSによる診査,診断,治療のプロセス.

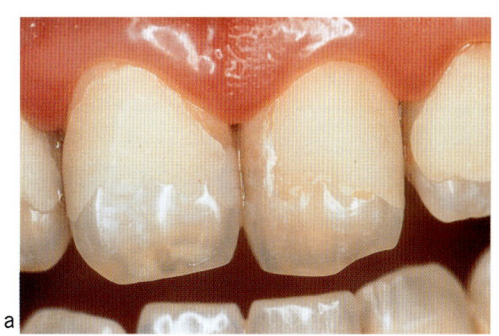
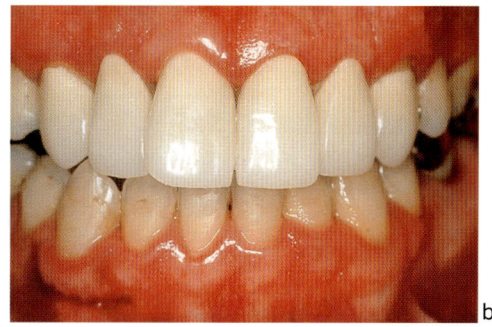

図18 a.保健指導などを十分に行い,抗う蝕性も期待してグラスアイオノマーセメントで修復,b.さらに管理,指導も行いながら最終的には開咬の外観改善も考えて上顎前歯部にポーセレンベニア修復を行った.

2.修復治療の流れ

　診査と診断がすみ,修復治療の方針が立案されると,まず患者に対して診断結果と治療方針について十分に説明しなければならない.特にう蝕に罹患した原因,そして患者のもつリスクについては必ず説明する.また治療方針の説明にあたっては,術者が選択した治療法の概略の説明,その治療法と使用する修復材料の利点,欠点を説明する.また,他に選択できる可能性がある治療法が存在するなら,その方法についても説明し,患者の選択あるいは同意を得る.さらにその修復法の予後についても最良の場合,最悪の場合を含めて説明し,メインテナンスの必要性を十分に認識させる.
　またプラークの沈着がみられ,歯肉にも炎症症状があって患者の口腔清掃が不良であるなら,あるいはなんらかのう蝕罹患リスクがきわめて高いようならば,患者に説明したうえで,これらに改善がみられるまでは修復することを控え,リスク改善のための指導と管理をしばらくの間行うことが大切である.この場合,症状,すなわち疼痛や審美的障害が強い,あるいは歯肉炎などが歯質の欠損によって惹起されているようであるならグラスアイオノマーセメントなどでとりあえず応急的修復(暫間修復)する.
　修復にあたっては方法と材料の選択(本章では直接法について解説するのでレジン,グラスアイオノマーセメント,コンポマーかの選択),使用材料の色調の選択,必要に応じて局所麻酔の実施,

ラバーダム，窩洞形成（う蝕歯質の除去），必要に応じてライニング，接着処理，レジンの塡塞と成形，光重合，仕上げ，研磨の順で行う（図19）．

3．修復材料，接着システムの選択，色調選択

歯根面に極端に及んでいない唇側歯頸部のう蝕，すなわち窩縁全体があるいは少なくとも切縁側窩縁がエナメル質にあるようなう窩の修復では，前章2項（図11）で述べた基準に従い，コンポジットレジンあるいはコンポマーが使用される．ただしカリエスリスクが高い場合や，そのリスクの改善が明確でない場合などはグラスアイオノマーセメント系材料が選択される場合もある．

コンポジットレジンはかつてはMacrofilled (Small Particle), Microfilled, Hybridなどに分類され，各々の性質や特徴から適応症が選択された（表10，図20-a, b）．しかしながら，最近はほとんどのコンポジットレジンはより性質のよいHybridに移行していて，さらにHybridでも平均粒径が0.7μm程度の微粒子型Hybridとか

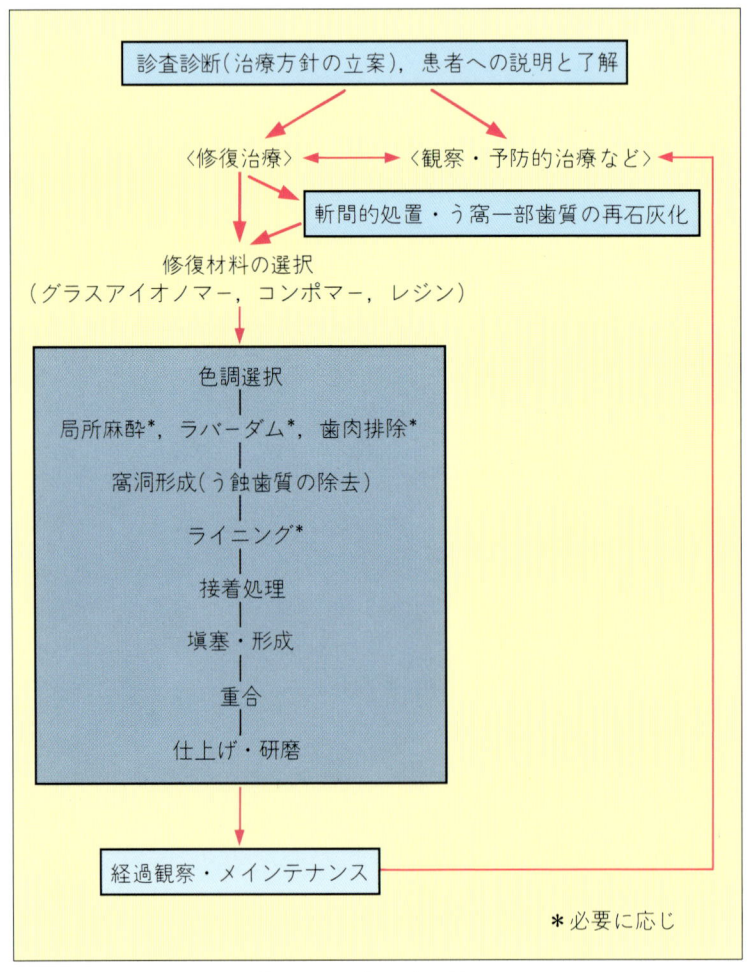

図 19 修復治療の流れ
カリエスリスクが高い場合や歯肉炎などがみられる場合は，それらの改善をみてから修復に移る（必要なら暫間修復処置をしても）．

表 10　コンポジットレジンの分類，特徴，適応症

＊Macrofilled マクロフィルまたは Small Particle（フィラー平均粒径が 1〜5 μm）
　　特徴
　　　・機械的強度に優れる（耐破折性に優れる）
　　　・やや研磨性に劣る
　　適応症
　　　・大型のⅣ級窩洞
　　　・積層法（Light on Heavy Technique）の芯として
　　　・切端破折修復あるいは歯冠全体の築盛に
　　　・臼歯修復に
＊Microfilled マイクロフィル（超微粒子型フィラー＞0.04 μm）
　　特徴
　　　・機械的強度に劣る（耐破折性に劣る）
　　　・研磨性に優れる（非常に滑沢な研磨面が得られる）
　　　　（強化型フィラーを用いたもの，多量にフィラーを混入したものは例外）
　　適応症
　　　・Ⅲ級，Ⅴ級窩洞
　　　・ごく小型のⅣ級窩洞
　　　・直接法レジンベニア
　　　　（強化型フィラーを用いたもの，多量にフィラーを混入したものはこれに限らず）
＊Hybrid ハイブリッド（フィラーは 0.04 μm のものも含め平均で 1 μm 以下）
　　特徴
　　　・機械的強度に優れる（耐破折性に優れる）
　　　・研磨性はある
　　適応症
　　　・大型のⅣ級窩洞
　　　・切端破折修復あるいは歯冠全体の築盛に
　　　・臼歯修復に
　　　・ポーセレン修復物の修理に

（ウェスタンオンタリオ大学 Jordan, R. E., Suzuki, M. 講義録から，1988 年）

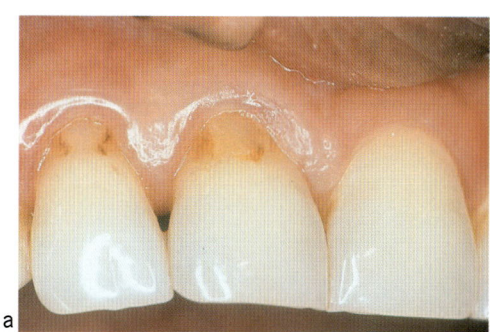 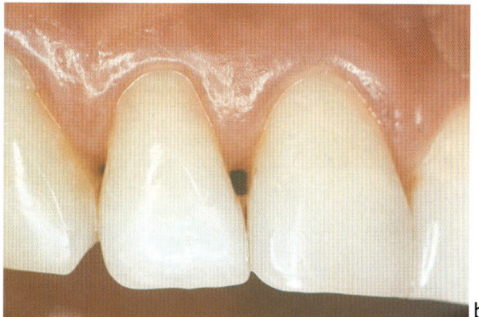

図 20　Microfilled レジンは研磨性に富み滑沢な研磨面が得られるのでⅢ級，Ⅴ級窩洞の修復には最適であった．
　　　a. 術前，b. 術後．

Mini-filled Hybrid などとよばれるものが多くなっている．そして，これらの新しい Hybrid 型コンポジットレジンは，これまでのものよりいっそう研磨性に優れていて Microfilled にも匹敵するので，特に審美性について配慮すべき前歯の唇面歯頸部のう蝕症の修復では有効であろう（図21）．

接着システムについては前章で述べたように，現在はツーステップのウエットボンディング（セルフプライミングボンディング）接着システムあるいはセルフエッチングプライマー接着システムを利用できる（図22-a, b）．これらはいずれも臨床的に満足できる優れた接着性能と臨床操作性をもつが，各システムの性能を最大に引き出すには，各々の接着機構を理解，把握したうえ，メーカーの示す正しい使用法を厳格に守らねばならない（表7, 8）．

また接着の性能そのもの，特にそれまでには問題があった象牙質への接着性能は第三，第四世代以降のシステムではほぼ満足できるものとなっているので，これらを用いても全く問題はない．

使用するコンポジットレジンあるいはコンポマーを選択したら，つぎに患歯とレジン（コンポマー）との色調合わせ（シェードテイキング）を行う．特につぎの項で解説するラバーダムを装着して修復を行う場合は，ラバーダム装着前に色調合わせを行わねばならない．ラバーダムは元来歯の色を引き立たせ，硬組織治療を行いやすくするために，シートに黒，青または緑などの濃色を使用してコントラストを上げているので術者の目の錯覚を招く．また，ラバーダムを装着すると背景色が通常の口腔内と異なるため，ある程度の透明性をもつ歯の色が変化することや，ラバーダム装着により歯が乾燥して特にその明度に影響を受ける恐れがあるからである（図23-a, b）．

コンポジットレジン，コンポマーは無機フィラーを多量にもつため本質的に透明感の強い材料であり，窩洞や歯面に置いた場合には周囲の歯質の色調を「拾い」，自体の色に反映させる性質をもつ（図24）．したがってこの色調合わせの段階で，

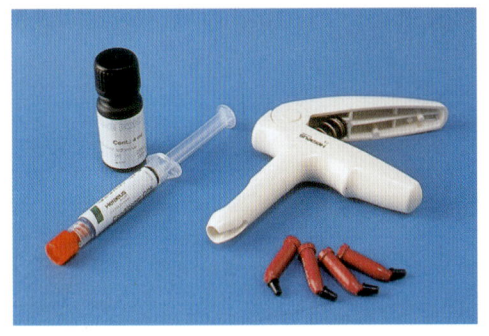

図21　微粒子型 Hybrid レジンの1例，Charisma™ (Kulzer)（右）とウェットボンディングシステム One-Bond（左）．

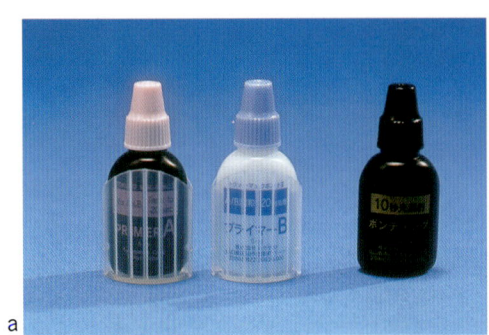

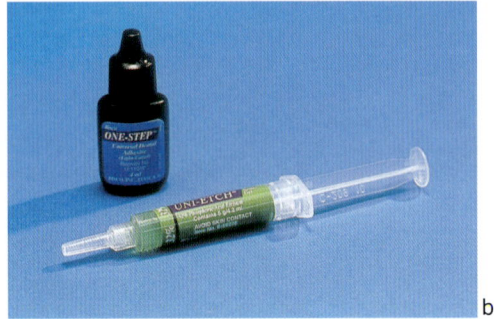

図22　a. ウエットボンディングシステムの1例，One Step™ (Bisco)
　　　b. セルフエッチングプライマーシステムの1例，Mac Bond II™ (トクヤマ)．

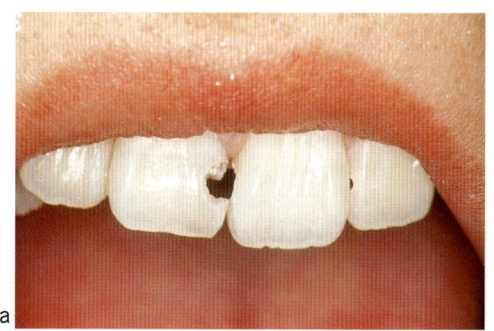 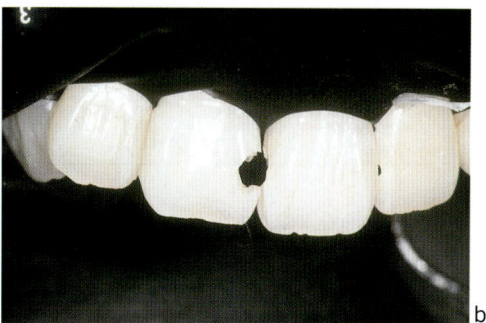

図23　a. ラバーダムの装着前と，b. 装着後．
　　　ラバーダム装着後では色調合わせが困難となる．

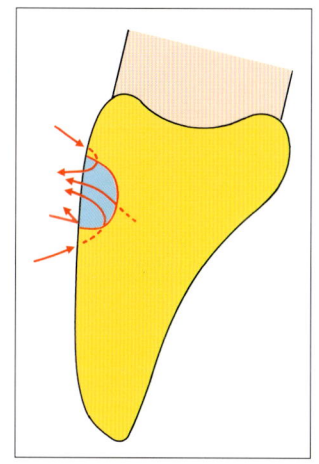

図24　コンポジットレジンは自体の色に，周囲歯質の色を「拾い」，反映させる．

コンポマーで作製しておくこともできる．
　光重合型レジンでは重合の前後で色調にわずかながら差が生じることを経験することもあるが，この点についても本質的にコンポジットレジンは周囲歯質の色に馴染むものであるので，臨床的にはあまり問題とはならない．また色調合わせのときの照明が問題とされる場合があるが，2〜3歯までのしかも冠やベニアではない小型の修復であれば，特に強い照明下，例えばオペレーティングライトなどは避けるとしても，極端に暗い，あるいは明るくなければ通常の室内光の下で行っても問題はない．
　シェードガイドを患歯近くに置き，色調合わせをする場合は複数のシェードガイドを患歯の近くにもっていくことは避ける．これはいたずらな術者の錯覚や混乱を防ぐためで，まず患歯の色調がどのようなものかを確認，記憶し（例えばA3程度であると），つぎにその色調のシェードガイドを患歯の近くに置いて適合をみる（図25）．
　いずれにしても歯の各部分の色調の特徴とコンポジットレジンの色調の本質的な現れ方が理解されていて，術者が平常用いているレジンのシステムの色調の構成と特徴が把握されていれば，レジン修復の色調合わせはそれほど難しいものではなく，また神経質になることもない（表11）．

患歯とシェードガイドとの間で色や全体の感じに多少の違いがあったとしても，実際に修復するとレジンは周囲歯質の色調に馴染むことが多い．また，シェードガイドは多くの場合アクリルレジンでつくられているので，シェードガイドの色調と修復するコンポジットレジンの色調は本質的に異なる．したがってどうしても色調選択に迷ったり，あるいは自信がなければ，使用しようとするレジンを修復部の近くに少量とり，しかも重合させて色調適合をみることもできる．さらに，このシェードガイドをいつも使用するコンポジットレジンや

4. 諸準備（術野隔離，歯肉排除）

術野，すなわちこの場合は歯の歯冠部分を口腔内の粘膜，舌，歯肉あるいは唾液や血液から隔離することを術野隔離法（field isolation）とよび，この目的でラバーダムが装着される．ラバーダム装着の目的はよく「防湿」とされるが，ラバーダムの効果は単に防湿に限られるものでなく，粘膜，口唇，歯肉などと術野を隔離し，例えば窩洞形成や修復操作などをこれらの存在を気にすることなく，また血液の汚染も受けることなく実施できるという効果ももつ（図26）．品質の高い修復治療を行うには，このような快適な術野が必要であろう．さらに患者の側からみると，「このような"マスク"をさせられ，大きな口をあけているのは大変」ではと考えるが，実際にはさまざまな治療用機械，器具やタービンの注水，歯や修復物の切削粉などが直接口腔内に入ることから解放され，安心して治療を受けることができると歓迎されることの方が多い．

前述のように，コンポジットレジンやコンポ

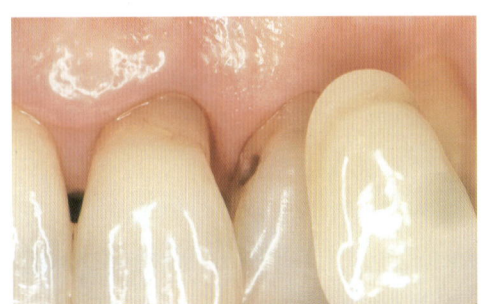

図25 予め最も適合すると考え，選んだ色調のシェードガイドのみを患歯の近くにもっていき色調の適合をみる．

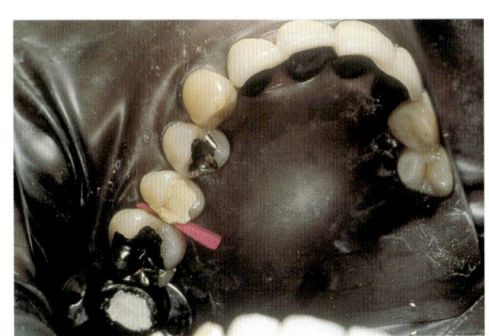

図26 ラバーダムは歯肉，粘膜，舌，口唇を排除し，快適な作業空間をもたらす．また患者もタービンの注水，切削粉その他の「不快なもの」から解放される．

表11 レジン修復の色調合わせ（シェードテイキング）のポイント

1. ラバーダムを装着して修復する場合は，装着前に行う．
2. 使用レジンのシステムの色調構成（何色あるのか，どのような特徴をもつのかなど）を把握しておく．
3. 色調合わせのステップ以前に患歯を含め，患者の歯の色をおおむね把握する．
4. コンポジットレジン，コンポマーは多量のフィラーをもち，透明感にも富むので修復部周囲の歯質の色を反映しやすいことを理解する．
5. シェードガイドの多くは，アクリルレジンで作られていて，使用するレジンとは色調の表現に根本的に違いがあることを理解する．
6. 強い光に幻惑されるので，オペレーティングライトをはずすか消して色調合わせをする．
7. 極端に暗い，あるいは強く明るい光は避けた方がよいが，通常の室内灯の照明なら色調合わせに問題はない．
8. 一度に複数のシェードガイドを患歯の近くに置いて，色調合わせをしない．
9. III，IV，V級修復，切縁破折修復，根面う蝕修復などでは残存歯質に色調を合わせることを心がける（患者の色調合わせへの参加は一般に必要ない）．
10. 色調選択にどうしても迷った場合は，修復部近くに少量のレジンを置き，光重合して色調適合をみてもよい．

マーの修復にあたっては色調合わせのところで問題となることがあるので，色調合わせはラバーダム装着前に行わねばならない．また非常にまれではあるが，ラテックスアレルギーをもつ患者があり，これらの患者への適用にあたっては，ラバーダム専用の紙ナプキンや一般の小折ガーゼを広げたものなどを置いてからラバーダムを装着するなどの配慮が必要である．

　前歯唇側歯頸部のう蝕症の修復については，その罹患の位置の点からラバーダムによる隔離のみでは十分な術野の確保が難しいことが多い．すなわちこの部位での処置では歯肉の排除をいっそう積極的に行い，歯肉損傷を避け歯肉からの出血や滲出液から術野を防がねばならない．したがって，ラバーダムと併用して歯肉排除用クランプを使用する必要がある（図27-a，b）．

　歯肉排除用クランプは唇面歯頸部用クランプの一種であるが，ラバーダムシートの固定に用いるのではなく，もっぱら歯肉の排除に利用される．最も一般的なのがアイボリーの#212 SAのクランプである（図28）．ラバーダムによって連続した多数歯を露出（一般にクオドロン露出といい，基本的に1/4顎すなわち片顎片側を露出すると非常にゆったりとした術野，つまり作業スペースを得ることができる）したうえ，患歯の唇側のラバーシートを少し歯根側へ引きながら，#212 SAの唇

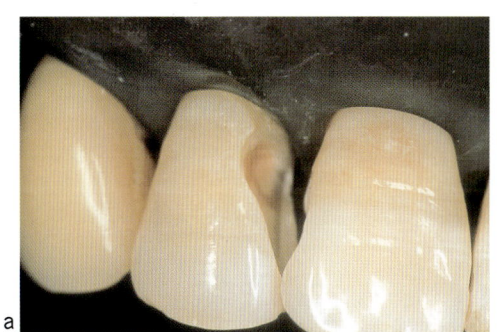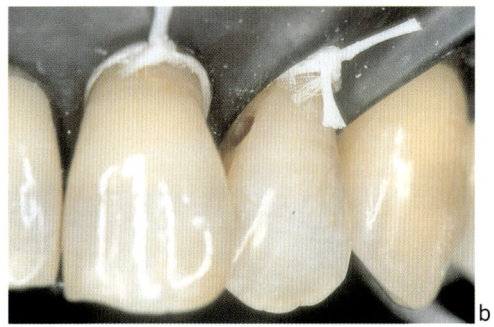

図27 a．ラバーダムシート自体の弾力によって辺縁歯肉を括約して歯頸部歯面の術野をかなり確保できる．b．また歯頸部をフロスで結紮するとさらに確実に確保できるが歯肉排除用クランプほどの効果はない．

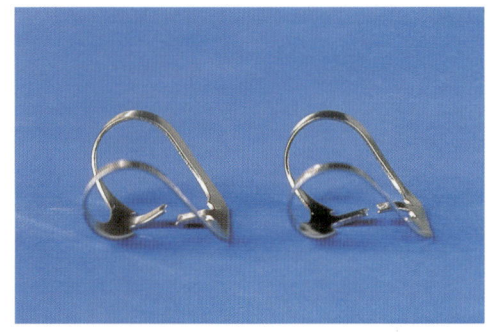

図28 Ivoryの#212 SA（左）と#212（右）のクランプ唇側のビーク（嘴部）の位置の違いに注目．唇側歯肉の排除効果が違う．

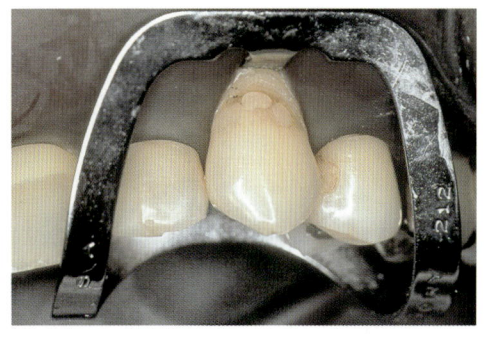

図29 まず唇側のビークの位置決めをし，つぎに舌側のビークを舌側歯頸部の安定する部分に置く．

側のビーク（嘴部）をう蝕罹患部まで運び，必要なら歯肉をそのビークで少し押し下げ，ビークの位置決めをする．位置決めしたら舌側のビークを舌側歯頸部歯面を滑らせつつ，舌側歯頸部へと運びクランプフォーセップスから離してクランプ自体の括約力で歯に固定する．そして歯根側へ引いていたラバーシートを戻す．明瞭で快適な術野を得ることができた（図29）．

5．窩洞形成（罹患歯質の除去）およびライニング

接着性の修復では，Black の原則に従った厳格な「窩洞」を形成する必要はない．窩洞形成の主なポイントは，いかにう蝕歯質のみを除去して健全な歯質をより多く残すかということに集約される（表12-a, b）．特に前歯唇面歯頸部のう蝕に対する接着性修復の窩洞では，咬合ストレスが歯肉側窩縁に加わりやすく，かつこの部分のエナメル質は薄いか，または存在しない場合もあって接着への条件も悪いのでこれらへの対応を考慮しなければならない（図30）．また隔離法，歯肉排除法の項で述べたように，歯肉側窩縁の設定にあたっては適切な歯肉のマネージメント，すなわち歯肉排除や隔離法の成否が修復の経過を左右する大切なポイントになる．

窩縁の形態は，エナメル質窩縁についてはシャンファーベベルまたはストレートベベルを形成してエナメル質接着面を確保したうえ，信頼できるレジン・エナメル質接着を十分に活用する．象牙質う窩の周囲の脱灰エナメル質は，このベベルで窩洞に取り込んでも差し支えない．また歯肉側の窩縁がきわめて薄いエナメル質であったり，窩縁が根面に及びエナメル質が存在しないような場合は，この部の窩縁にはベベルを付与せず，窩縁

表 12-a　接着性修復のための窩洞（基本的事項）

＊歯質保存への配慮
・う蝕歯質の除去が中心になる．
・健全歯質の削除は極力控える．
・レジンコーティング，グラスアイオノマーなどによるライニングも考慮する．
・露髄がみられる場合も歯髄保存に努め，適切な材料と方法で覆髄を試みる．
＊接着への配慮
・接着に条件のよい歯質を確保する．
＊修復物や修復部位に加わるストレスへの配慮

表 12-b　接着性修復のための窩洞（技術的事項）

＊窩縁の位置についての配慮
・歯肉側窩縁は歯肉縁上とする．
・欠損（う窩）が歯肉縁下まで及ぶ場合は歯肉排除法を用いる（または適切な歯周処置や歯肉切除を先行させる）．
・窩縁部での咬合接触は極力避ける．
＊窩縁形態についての配慮
・症例に応じベベルの形態（ストレート，ラウンド，シャンファー，バッドジョイントなど）を考える．
＊形成や修復操作の便宜性についての配慮
・う窩へのアクセスを考える（特に隣接面のう窩に対して）．
・填塞操作時の機械，器具の到達性を考える．
・修復物への形態付与の便宜性を考える．

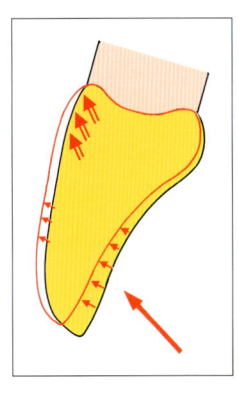

図30 前歯歯頸部には咬合によってストレスが加わりやすく、またこの部分のエナメル質は希薄で接着の条件も悪い.

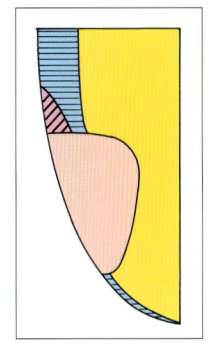

図31 十分な厚さのあるエナメル質窩縁にはシャンファーベベルを形成し、エナメル質が薄い窩縁、あるいは存在しない窩縁にはベベルを付与しない.

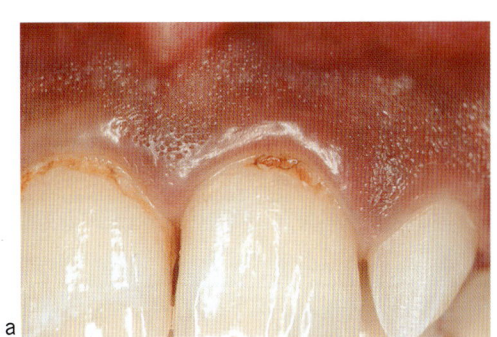 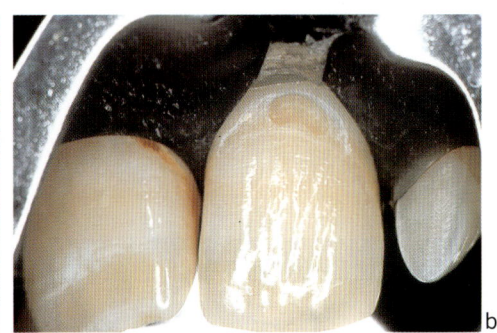

図32 a.唇面歯頸部う蝕と，b.その窩洞.

隅角を90°とする（図31）.

以上の点について以外は，前歯唇面歯頸部のう蝕症に対する窩洞形成では特に問題となる技術的事項はなく，健全歯質保存，罹患歯質除去の大原則を徹底して窩洞を形成する（図32-a, b）.窩洞形成後は窩洞内部をシリンジで水洗，清掃し，過酸化水素水，塩化ベンザルコニウム，クロールヘキシジンの綿球などで消毒する.

レジン系修復におけるライニングの必要性の「量」（すなわち頻度）と「質」（すなわち目的や使用材料，方法）は，かつてのものからは基本的に大きく変わってきている．かつてはレジン材料の「歯髄為害性」を防ぐ，あるいはレジン材料と象牙質との接着性能を向上させるという目的から，ほとんどの症例で水酸化カルシウムペースト，カルボキシレートセメント，あるいは従来型グラスアイオノマーセメントなどでライニングしてからレジン修復した．しかし現在はレジンの「歯髄為害性」についてはほとんど問題とされず，またレジン・象牙質接着の性能が飛躍的に向上したことから，より積極的にレジンと象牙質を直接接着させる方が効果的であると考えられていることから，特別な場合以外はライニングを行うことはない.

窩洞がきわめて深くまた大型である場合，当然填塞されるレジン量は多量となる．一般的にコンポジットレジンは重合時に約2～5%収縮するといわれていて，したがって填塞されるレジン量が増すほど修復されるレジンの収縮「量」が増し，そこに発生する収縮「力」も増す．しかし前述しているように，最近のレジン・象牙質接着力は飛

躍的に伸びているので，このレジンの収縮「力」を押さえ込むだけの力をもつと考えられているが，レジンは本質的に収縮するものであるのでレジン内には応力が発生する(図33)．特にV級窩洞やI，III級の単純窩洞ではレジンと窩壁の接着面積が非接着面の面積より大きくなるためレジン内に発生する応力が大きくなる．そしてこの応力がその後一気に緩和されるときに，レジンが窩壁から剥がれ，脱落あるいは窩縁部の歯質を破壊し，ホワイトマージンを形成することになる．さらに歯頸部に形成されるV級窩洞は咬合力によるひずみが発生しやすく，レジンの応力緩和にいっそうのストレスとなる．

このようなレジンの重合収縮に関する問題を解決するためには，いくつかの臨床的対応が提案されてきているが(表13)，深い大型の窩洞の場合はできるだけ積層して填塞，重合するか低粘性レジンやグラスアイオノマーセメントを併用した積層法を利用することが望まれる．このような意味で，以前のライニングとは「質」の異なるライニングを行う必要性が提唱され，臨床応用されている．

6．接着処理

2章3項で述べた各接着システムの手順や注意事項，また各メーカーの使用指示書に従って，接着処理を行う（図34-a〜g）．

現在市販されている製品の中では，接着システムと填塞するコンポジットレジンの互換性についてはほぼ問題がないとされている．この互換性については，コンポジットレジンのための接着システムであっても，コンポマーと併用しても問題はない．ただし接着システムの中での，例えばプライマーやボンディング剤の互換性については問題があると考えなければならない．

A接着システムの（セルフエッチング）プライマーとB接着システムのボンディング剤の併用，C接着システムのコンディショナー（リン酸エッチング材）とD接着システムのセルフエッチングプライマーまたはボンディング剤などの組合せは厳禁である．第五世代のツーステップボンディン

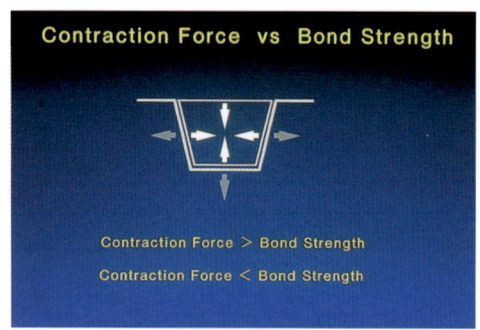

図33 レジンの重合収縮「力」とレジン・歯質の接着力．収縮「力」の方が大きければレジンは窩壁から剥がれ，接着力が勝ればレジン内の応力が大きくなる．

表13 レジンの重合収縮応力とその緩和に関する臨床的対応

* 填塞するレジン量を少なくするために，グラスアイオノマーセメントと積層填塞する（サンドイッチテクニック）．
* 弾性の高い低粘性レジンを窩壁面にライニングし，その後に填塞するレジンの重合収縮応力をこの層で緩和させる．
* レジンを一度に填塞，重合せず，窩洞内の隅角方向に2〜3回に分けて積層填塞，重合し，一層ごとに応力を緩和させる（積層法）．
* 光重合の照射光度を当初は低くし，時間をかけて重合する（重合速度を落とす）．
* いったん全量のレジンを填塞，重合した後，填塞したレジンを窩洞内で切削，分割し応力を緩和させ，その後切削して作られた溝の部分を再修復する．

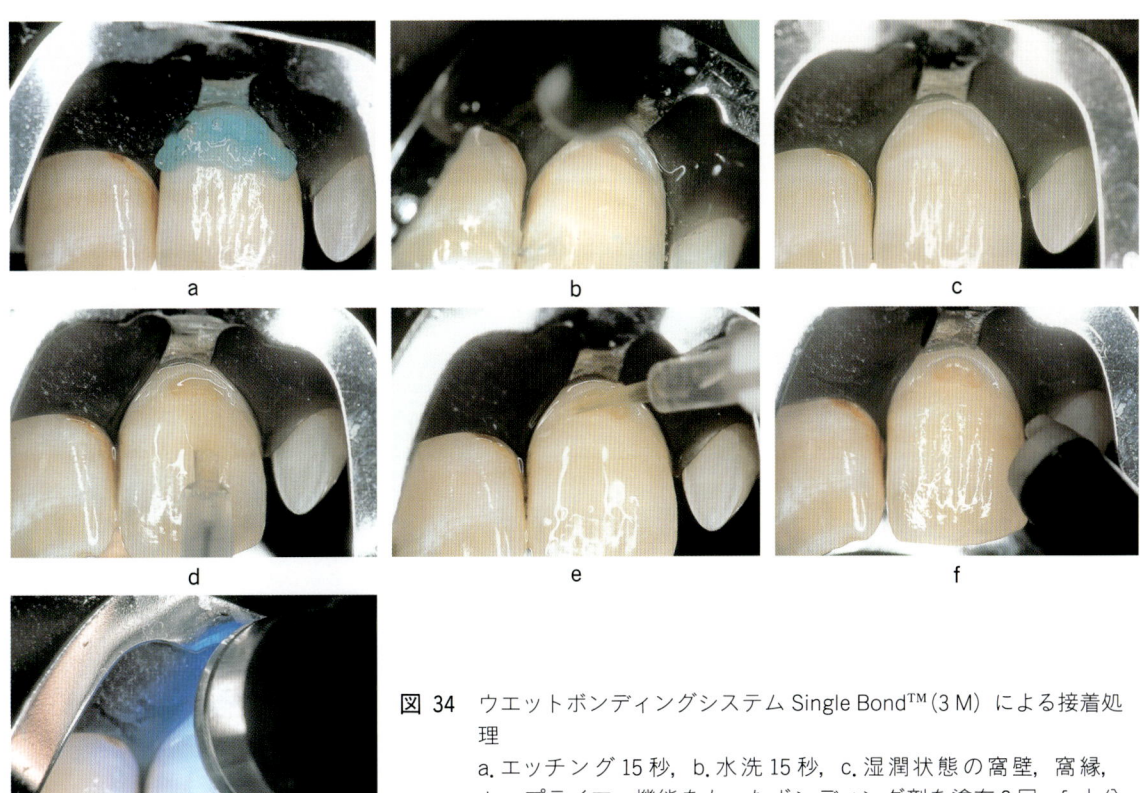

図34 ウエットボンディングシステム Single Bond™（3M）による接着処理
a. エッチング15秒, b. 水洗15秒, c. 湿潤状態の窩壁, 窩縁, d, e. プライマー機能をもったボンディング剤を塗布2回, f. 十分に乾燥, g. 光重合10秒.

グシステムはウエットボンディングシステム（セルフプライミングボンディングとかプライム＆ボンドシステムともよばれる）とセルフエッチングプライマーシステムのグループに大別できるが，この両グループの間の併用はもちろん，同じグループの間でも併用は避ける．無論異世代のシステムの間での互換性もないと考えてよい．ただしウエットボンディングシステムや従来のエナメルエッチングで用いられるリン酸エッチング材については，ほぼ互換性があると考えてよい．

いずれにしても現在の接着システムは，従来のものに比べかなり「Technique Sensitive」さが少なくなってきていて，その材料の操作，取り扱いにそれほど精通しなくても一応の成果を得ることができる．しかしあるステップを飛ばしたり，唾液や血液の汚染があった場合など，術者の完全なエラーをカバーしてくれるほどには完成していないのも事実であるので，慎重な使用を心がけたい．

7．コンポジットレジンの填塞，成形

接着処理に引き続き，あらかじめ用意した色調のコンポジットレジンを填塞する．本章5項（22頁）で述べたように，コンポジットレジンの重合収縮への対応から，窩洞が大きい場合や歯肉側窩縁に十分なエナメル質が得られないようなら，積層法，低粘性レジンのライニングの適応を考えねばならない．これらは接着処理が終了した時点でも選択できる（本例のような歯質保存的窩洞ではその適応は必要ない．しかし逆に窩洞がきわめて小さいあるいは浅いようであれば，やはり修復物

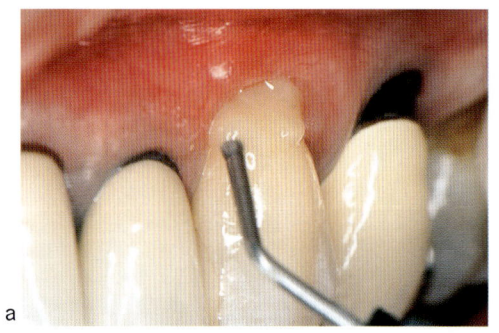 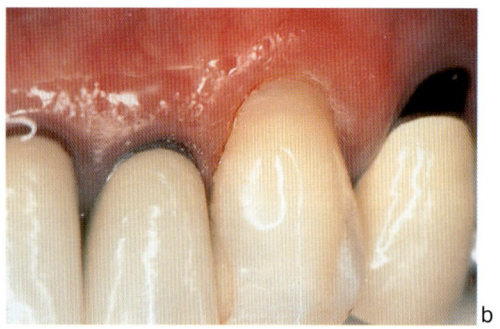

図 35 非常に浅い，そして特に歯頸部の欠損では低粘性レジン（フロアブルレジン）の適応を考える．a. 填塞，b. 仕上げ後．

に加わる重合ストレスや咬合ストレスを考慮し低粘性レジン［フロアブルレジン］の適応を考える）（図 35-a, b）．

唇面歯頸部の窩洞，特にこのような歯質保存的で小型の窩洞では，コンポジットレジンの成形についてはあまり問題がなく，圧子，隔壁の使用は必要ない．しかしこれらに代わって，填塞，成形にはチタンをコーティングしたレジン充填器の使用が望まれる（図 36）．最近は各メーカーからチタンコーティングしたインスツルメントが供給されていて，いずれもレジン，セメントなどが粘着せず，いったん窩洞に輸送，填塞したレジンなどを窩壁から引き戻すようなことがなく，成形もかなり容易である．さらに傷もつきにくく，耐久性にも優れている．メーカーによってグリップの材質，滑り止めの表面加工，太さなどに違いがあるが，いずれもヘラ型のみでなく臼歯填塞用や臼歯咬合面成形用などさまざまな種類の充填器が用意されている．価格もそれほど高価ではないので，ぜひ使用してほしい．

8．光重合

積層法を利用する場合は，レジン各層を填塞後，毎回光重合し，この場合の光照射時間は 10〜20 秒程度である．本例のような歯質保存的窩洞では前

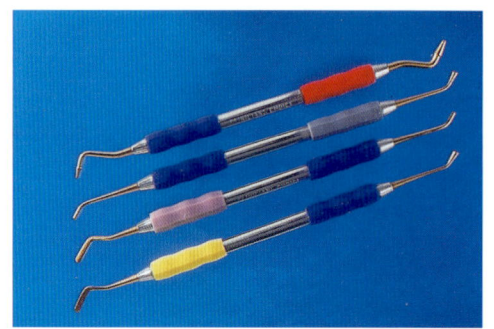

図 36 チタンコーティングしたレジン充填器．国内，国外の各メーカーからさまざまな形態のものが比較的安価に販売されている．

述のように一塊填塞，成形し，光照射も 1 回で 20 秒程度で十分である．

光照射には一般にハロゲンランプを光源とする光照射器が使用されてきたが，最近はより照射エネルギーの高いキセノンランプを使用した照射器が紹介され話題となっている．これらの照射器では 1〜2 秒の光照射でレジンなどを重合させることができるとされているが，しかし一方で，そのような急激な光重合はレジンに非常に大きな重合収縮応力を発生させると警告する意見もある（図 37）．急激で，しかも高いエネルギーを使用した光重合に反対する研究者らは，逆にハロゲンランプの照射器であっても，当初はごく弱い光を照射し，

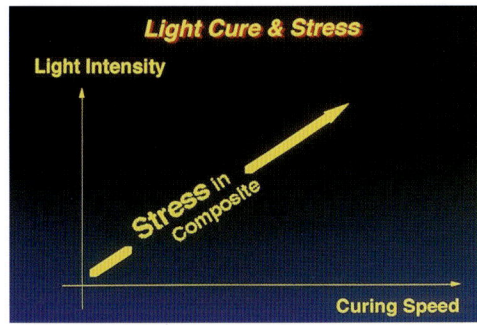

図37 レジン内に発生するストレスは，光重合の速度と照射する光の強度(エネルギー)に相関して大きくなるという意見もある．

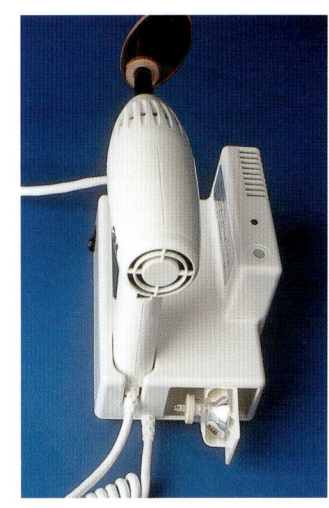

図38 いずれの光照射器であっても光源ランプや内部のフィルターなどの定期点検が必要である．器械によっては照射エネルギーチェック機構や交換用予備ランプをもつものがある．

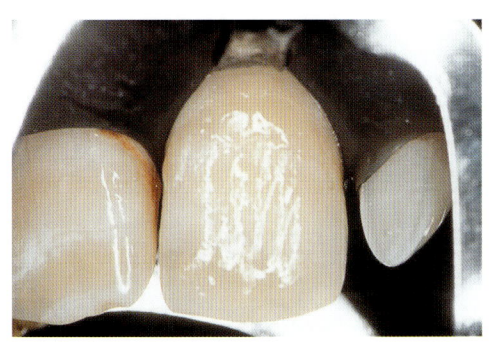

図39 光重合直後．

表14 仕上げと研磨の目的と手順
　　　（修復物一般の原則と手順）

仕上げ
　1．過剰部分の除去
　2．修復表面の所要形態の現出
　　（咬合の調整も含めて）
研磨
　3．修復表面の修正
　4．接際（修復物と歯質との）の平坦な移行
　5．つや出し（研磨材の粗いものから細かなものへ）

＊修復材料の種類によらず，この原則を理解して各ステップを大切に実施する．
＊仕上げと研磨には明確な区別はないが，上記のように分けて考えると操作しやすい．

徐々に照射エネルギーを増すか，あるいは一定の時間をおいて応力を解放してから最終光照射を行うことを推奨している．これらの議論についてはまだ結論が出ていない．

しかしいずれであっても，最終的な光照射が不十分であってはレジンの十分な重合が得られないことは確かであり，使用している光照射器の光源ランプの定期点検（パワーメーターによる計測あるいは照射器に付属するテスターを利用する），定期交換（少なくとも年に1回）を励行しなければならない（図38）．

本例でも光照射を20秒間行い重合した（図39）．

9．仕上げおよび研磨

前述したように，最近のHybrid型コンポジットレジンの研磨性はきわめて優れていて，適切な仕上げと研磨（表14）を行えば天然歯と同様な滑沢な面を得ることができる．

修復後の経過を観察する意味でも，またレジンの重合度から考えても塡塞，重合直後に研磨を行うことは，理論的には100％正しいこととはいえず，最終硬化まで至っていないレジンに研磨の操作による機械，物理的なストレスを加えることが危惧され，また修復後経過をみないまま治療を終了してしまうことにもなりかねない．しかしながら修復後経過をみることは別にしても，光重合型コンポジットレジンやコンポマー，あるいは光硬化型グラスアイオノマーセメントでは，当初重合によって完全重合はしていないとしても，仕上げや研磨などの臨床操作によって問題を起こすような程度の重合しかしていないとは考えられず，実際には塡塞当日に研磨まで行うのが通法となっている．そして次回の患者来院時に経過を観察するとともに，必要に応じて再度仕上げや研磨を行い修復物を調整する．

コンポジットレジン，コンポマー，光硬化型グラスアイオノマーの仕上げ，研磨法にはいくつかの方法と手順がある（表15）．唇（頰）面の平滑面では筆者は通常，レジンナイフで余剰部（オーバーハング）を取り除き，ついでカーバイトバー（メルファーのコンポジットフィニッシングバーやブラセッラーETバー）で同じく余剰部分を取り除きつつ，外形を整える．そして最終的にはSof-Lexポップオンディスクを順次用いて，つや出しを行う（図40-a〜c）．

表15 コンポジットレジンなどの仕上げ，研磨法と器材

＊仕上げ（過剰部分の除去，表面形態の概成）
　コンポジットレジンナイフ（ゴールド（金箔修復用）ナイフの準用）
　仕上げ用カーバイトバー（6〜8枚刃）
　微粒子ダイヤモンドポイント
　ホワイト（アルミナス）ポイント
＊研磨（一部粗目のものは仕上げにも）
　シリコン（微粒子ダイヤモンド入り）ポイント
　研磨ディスク（アルミナス粒子）……3M Sof-Lex，Shofu Snapなど
　研磨ブラシ（微粒子ダイヤモンド入りケプラファイバーブラシ）
　研磨ストリップス（金属ベース，プラスチックベース）
　研磨ペースト（微粒子ダイヤモンド入り＋ブラシ，カップ，小型バフ）
　その他……グレーズ材塗布

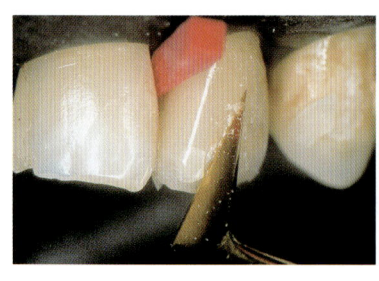 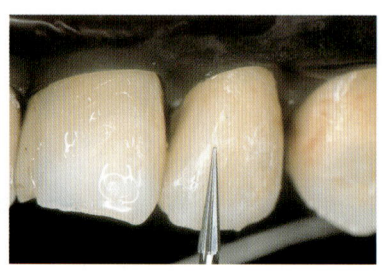 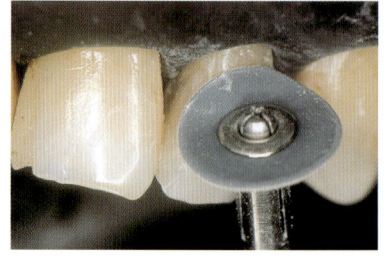

a　　　　　　　　　　　b　　　　　　　　　　　c

図40　a．レジンナイフによるオーバーハングの「剝ぎ取り」．b．カーバイトバー（メルファー　コンポジットフィニッシングバー♯008, 010, 014, 014Lなど）による形態修正．c．Sof-Lexディスク（ポップオン）によるつや出し．

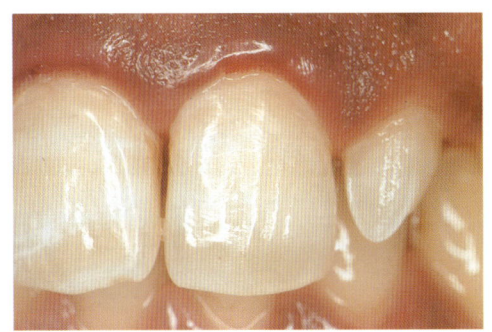

図41 仕上げ, 研磨直後.

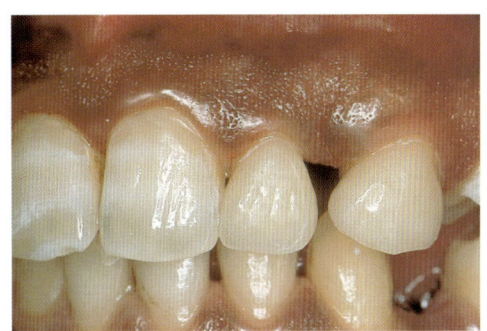

図42 同側側切歯（矮小歯）と犬歯にポーセレンラミネート修復を行った.

　結局のところ, どの方法, 器材を採用するかは術者の「好み」あるいは器材, 方法への習熟程度, 仕上げや研磨へのコストのかけかたによることになるが, いずれを用いても正しく, かつ習熟すればかなり満足する結果が必ず得られる. 研磨の原則である「ステップ, ステップを大切にすること」を守り, 「先を急いでつや出しのみを追求する」ことなく注意深く行うことが大切である.

　本例でも仕上げ, 研磨により満足できる形態, 辺縁移行性そして滑沢さをもった修復が完成した（図41）. この後, 本例ではさらに隣接する側切歯（矮小歯）と同側犬歯をポーセレンラミネート修復により修復して空隙歯列の外観を改善し, この部分の審美性の回復も図った（図42）.

10. 経過観察, メインテナンス

　修復後は数日から1〜2週間以内に患者に来院を求め, 修復歯の経過を観察する. 問診により修復直後から当日までの疼痛, 違和感などの異常の有無を聞き, 術者によって根尖部の発赤, 腫脹, 圧痛の有無, 歯の打診痛や動揺の有無, 修復物の色調, 辺縁形態の適合性などを確認する. また全体として患者の満足度なども患者との会話を通じてつかむ.

　位置異常やその他の特別な局所的原因によるう蝕以外では, 通常は修復を必要とするう蝕をもつ患歯は複数存在すると考えてよく, 1つの患歯の治療が終了してもさらに精細に隣接歯, 同側歯列, 対合歯列, 反対側歯列などを診査する. また冒頭で述べたようにその患者のカリエスリスクを把握し, それらが改善されているのか否かも十分に診査すべきである. 修復治療の終了が「治った」ことを意味するものではなく, 患歯の罹患原因が取り除かれてこそ, あるいはその他の口腔内のさまざまな悪条件が改善してこそ, 治療が「一区切り」したということを患者に理解してもらわねばならない. そしてそれらの「よい条件, 環境」が続くようメインテナンスしなければならない.

第4章　隣接面のう蝕症の治療

1．診査と診断

歯の歯頸側1/3と同様に前歯，臼歯の隣接面は不潔域であって，う蝕の好発歯面の1つである．しかしながら唇面歯頸部などと異なり，その存在位置の点から，う窩の存在を確認することが困難であることが多く，見落としたり，逆にう窩の形成がなく修復治療する必要のないう蝕症までもう窩の存在があると誤って判断し，切削してしまうこともある．したがって隣接面のう窩の存否の診査はきわめて慎重に行う必要があるが，特にう窩の形成初期のものあるいは小さなう窩に対しては，現在のところ決定的な診査法はなく，いくつかの診査を組合せ，あるいは患者のカリエスリスクも参考にして最終的には術者が判断しなければならない（表16）．

本例（下顎右側側切歯）でも患者はう窩の存在の自覚はなく，また術者も歯間歯肉の増殖をみて同部を精査することではじめてう窩の存在に気がついた（図43-a〜c）．この例ではう窩が存在し，両隣接歯の適切な接触関係が失われたために食片の圧入がくり返し起こったか，あるいは清掃が不良になり歯間部乳頭に慢性炎症が生じたと考えられる．

また，つぎの例（上顎右側側切歯遠心隣接面）でも，う窩の存否の判断に迷ったため，DIAGNOdent™ を用いて確認し，最終的にう窩

表16　隣接面う蝕（う窩）の診査

* 視診
  初期あるいは小さなう窩ではセパレーターやくさびによる歯間分離が必要．
* 触診
  歯間にデンタルフロスを通過させ，粗糙感を感じ取るかフロスの断裂で知る．
* イルミネーション（透照光）による診査
  強い光を照射し，う窩の「影」をみる（レジン重合用光照射器も使用できる）．
* X線写真診査
* レーザー分光分析診査
  DIAGNOdent™を使用する．

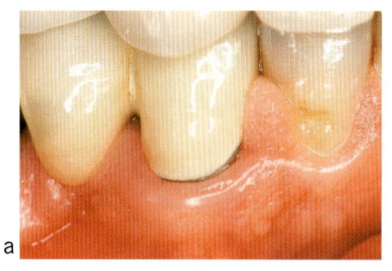 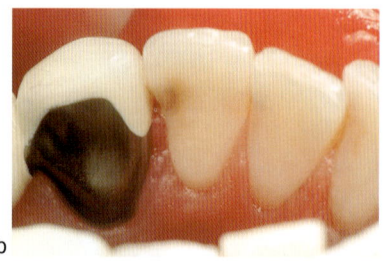 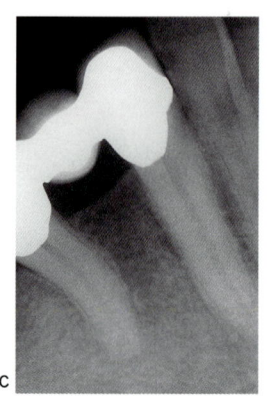

図43　a．犬歯遠心歯肉乳頭が増殖した状態．b．精査してう窩の存在が判明した（鏡視）．c．X線写真撮影によってう窩の存在が確認できる．

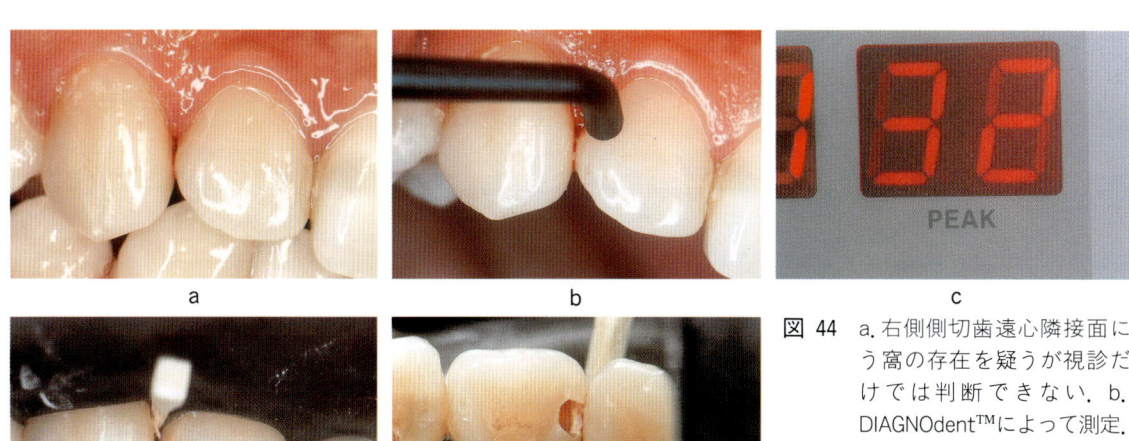

図 44 a. 右側側切歯遠心隣接面にう窩の存在を疑うが視診だけでは判断できない．b. DIAGNOdent™によって測定．c. 表示された最大値は38で修復治療の必要性を示した．d. ラバーダムとプレウエッジを装着（この段階でもう窩の存在は明らかではない）．e. 舌側からアクセス（開拡）してう窩の存在を確認した（鏡視）．

表 17　前歯隣接面のう窩へのアクセスの決定についての考慮
（唇側から？舌側から？を決めるために）

1．歯質保存の条件
　　う窩は唇側よりなのか，舌側よりなのか．
　　より多くの歯質を保存するためにはどちらからがよいのか．
2．填塞操作の便宜性
　　填塞の操作はどちらからが容易なのか．
　　・舌側の辺縁隆線や舌側小窩の形態回復
　　・唇面・隣接面歯面隅角や唇面の隆線の回復
　　・歯間分離のためのセパレーターやくさびの位置との関係
　　・マトリックスによる圧接の方向とマトリックスの保定
3．レジンやセメントなど修復材料と患歯の色調の適合性
　　唇面は外観に触れるので審美性から考えると舌側からのアクセスが有利．
　　コンポジットレジンの透明性から唇・舌側と窩洞がつながる場合は口腔内の暗色
　　が「透ける」ことに注意．

が存在すると判断してう窩を開拡した（図44-a～e）．

2．隣接面う窩へのアクセス

前項の2例でもみられるように，隣接面の比較的小さなう窩ではその存在を確認する場合だけでなく，修復のためのう窩へのアクセスを唇側から行うべきなのか，舌側から行うべきなのかを判断しなければならない（表17）．最も歯質保存的な方法は，隣接面からアクセスして隣接面の単純窩洞を形成することであるが，このためにはまずう窩が相当に小さいこと，十分に歯間分離できてう窩の全容を明視できる状態にあること，そして窩洞形成や填塞，修復処置のための器材が到達できる状況にあることが必要である．また窩洞の外形線が隣接面のみにとどまったとしても，機器，材料

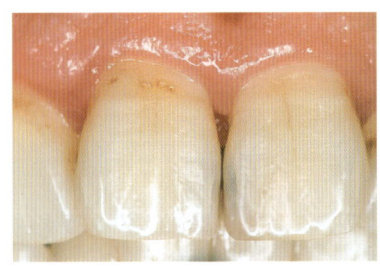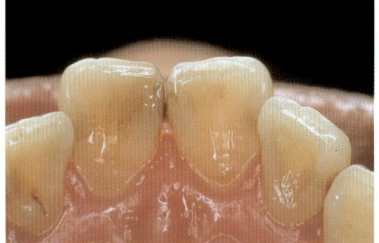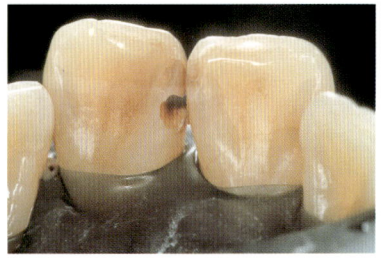

図45 a. 左側中切歯近心隣接面にう窩を認める（唇面観）．b. 舌面観（鏡視）．c. 辺縁隆線は破壊しないよう舌側からアクセスした．

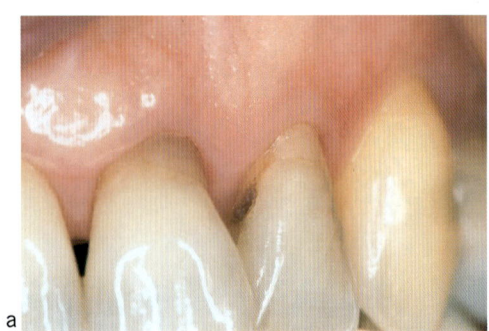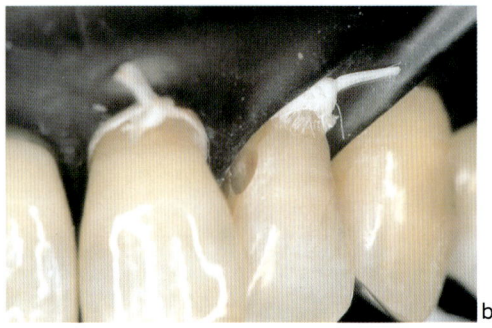

図46 a. 左側側切歯近心隣接面歯頸部よりにう窩を認める．b. 唇側からアクセスして窩洞を形成した．

を唇側からアクセスした方がよい場合と，舌側の方がよい場合とがあるので，これらについても考慮しなければならない（図45-a～c，46-a，b）．

3．歯間分離

以上のように前歯部であっても隣接面の修復では，①診査と診断のため，②アクセスしてう窩を処置し，窩洞を整えるため，③填塞し，修復物の形態を整えるため，④後述する隔壁の厚さを確保して適切な接触点を修復物に与えるためには十分な歯間分離が必要である．隣接面の修復を成功させるための最大のポイントであるといっても過言ではない．

歯間分離には古くから，多くの分離器（セパレーター）が利用されてきたが，いずれも歯間分離の効果は十分としても，器械がやや大型であり切削

表18 セパレーターの種類と特徴

* アイボリーのシンプルセパレーター
  分離原理はくさびの原理，前歯用で安定しているが大型．
* エリオットのセパレーター
  分離原理はくさびの原理，前，臼歯用でやや小型であるが安定しない．
* ツルーのセパレーター
  分離原理は牽引の原理，前歯用で安定しない．
* フェリアーのセパレーター（前歯用，臼歯用がある）
  分離原理は牽引の原理，安定し最も確実な分離ができる．

具のう窩への到達や修復のための隔壁の装着などが困難となる場合が多い（表18，図47）．

そこで実際にはwood wedge（ウッドウエッジ，木くさび）を利用することが多く行われる．しかしセパレーターに比べると分離能力は劣るので，

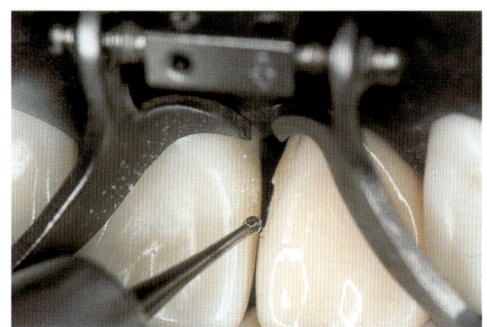

図47 Ferrior（フェリアー）のセパレーター．安定し分離能力に優れるが，他の器具の挿入が難しくなることもある．

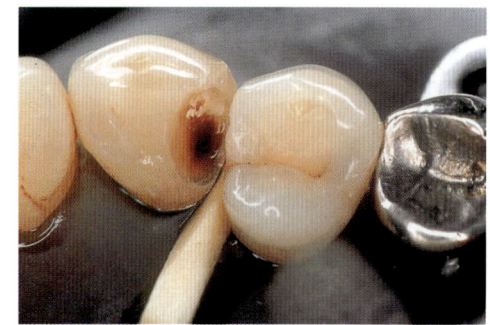

図48 う窩の開拡，窩洞形成に先立って歯間にウエッジを挿入する（プレウエッジ）．十分に歯間分離ができ，歯間乳頭を保護して確実な歯肉側窩縁が得られる（鏡視）．

表19 ウエッジの使用目的とプレウエッジ

1. 隣接面う蝕の診査のための歯間分離
2. 隣接面修復時の接触点回復のための歯間分離
3. 隔壁（マトリックス）の保定
4. 隣接面のう窩の開拡，窩洞形成時の隣接歯・隣接面保護のための歯間分離
5. 隣接面のう窩の開拡，窩洞形成時の歯冠乳頭の保護
   （歯冠乳頭を保護し窩洞の歯肉側窩縁を正しい位置に，明瞭に得る）
6. ラバーダムの保定
7. 隣接面を含む窩洞の仮封，暫間修復時の隣接面形態の付与

以上2，4，5の使用目的でプレウエッジが行われる

時間をかけて分離すること，そして歯間の空隙の形態や大きさがさまざまであるので各種の形態と大きさが備わったセットが必要である．ウッドウエッジは隔壁の保定にも用いられ，一般には修復材の塡塞時に用いられるが，う窩の開拡や窩洞形成に先立って歯間に挿入しておくと切削具による歯間乳頭歯肉の損傷を防ぐことができ，かつ前述のように時間をかけた，すなわちう窩の開拡や窩洞形成に先立って挿入するため塡塞時までの間の時間分より長く分離を行うことができ，その分より確実な歯間分離ができる（図48）．このようにウエッジを，窩洞形成や塡塞操作に先立って歯間部に挿入することをプレウエッジとよぶ（表19）．ラバーダムと併用するとさらに効果があがる．

4．窩　洞

隣接面う蝕ではう窩へのアクセスについての特別な考慮が必要であるが，それ以外は唇面歯頸部う蝕の場合と同様に「接着修復窩洞形成時に配慮すべき点」の各々の点について考慮したうえ窩洞を形成する（22頁・表12-a, b）．その中でも最も大切なことは歯質を極力保存することであるが，う窩へのアクセス（唇側からか，舌側からか，あるいは外形線を隣接面のみに止めることができるか）とのバランスを考えることも大切である．アクセスが悪く，う窩の明視や器械器具の到達が妨げられるとう蝕歯質の取り残し，歯髄腔への思わぬ穿孔などが生じる恐れもある．

窩洞の保持形態，抵抗形態はまったく問題にな

らないので窩壁の形態や深さなどの考慮も不要である．したがって軸壁（窩底）は，回転切削あるいは手用切削で罹患象牙質を取り除いた状態のままでよい．きわめて窩洞が深くなったり，唇舌的に大きく開放されるようであればレジン量を減らす意味で（3章5項参照），あるいは填塞されるレジンの透明性が舌側口腔内の暗色を反映させないため（3章3項参照），ライニングやベースをグラスアイオノマーセメントなどで行う（図49-a，b）．あるいは窩洞がさらに大型になるようなら，象牙質相当部を同じくグラスアイオノマーセメントや機械的強度に勝る異種のコンポジットで築盛して修復する．後者の方法は Hybrid 型レジンが普及する以前，Macrofilled と Microfilled レジンを用い「Light on Heavy」あるいは「Daddy Bear Back（おんぶ）」充填などとよばれる積層法として行われた（図50-a，b）．

5．隔壁（マトリックス）装着，接着処理，レジン填塞

隣接する歯が存在する隣接面の修復では，修復材の表面の適切な形態を整え，平滑な面を得るために修復時のマトリックスの使用が必須である．また修復物を緊密に，しかも窩壁に密着させて填塞するためには，特に複雑窩洞では欠くことができない．一般に前歯のレジン修復，セメント修復では厚さ約 $20\,\mu m$ のポリエステルフィルムをマトリックスとして使用する．マトリックスの装着は，接着前処理（エッチングなど）が終了し，接着剤の塗布を行う前とする（図51）．マトリックス

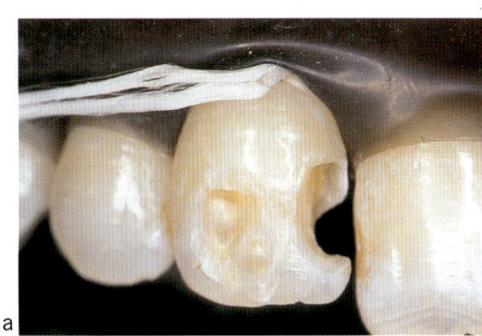
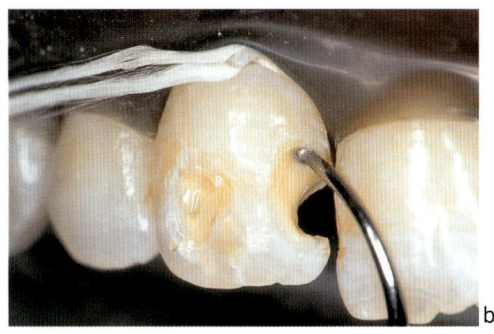

図49 窩洞が著しく深く，大きくなる場合あるいは唇舌的に交通する場合（a）は，グラスアイオノマーなどでベースし「象牙質をつくる」（b）．

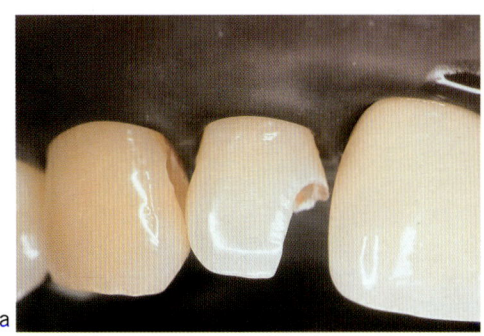
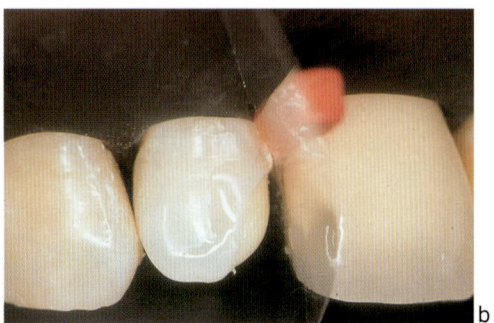

図50 このように大きな欠損（a）では，象牙質部分を Macrofilled レジンで築盛し，表層を Microfilled レジンで修復することも行われた（b）．

なしで接着剤を塗布すると，隣接歯との間隙に接着剤が入って硬化し，その後マトリックスの歯間挿入，装着ができなくなる．ただし装着にあたっては，接着前処理を行った面を汚損しないように注意しなければならない．

　窩洞が比較的小型のⅢ級窩洞であり，舌面や唇面に大きく拡大されていないようなら，マトリックスを装着したら改めてウッドウエッジを挿入し，そのマトリックスを固定するとともに接触点回復のための歯間分離を行い，接着剤の塗布と光重合を行う(図52-a，b)．この後レジンを窩洞に挿入してマトリックスを圧接し，光照射してレジンを重合する(図53)．一連の操作を最新のワンステップ接着システムを用いた別の症例で示す(図54-a〜d)．

　窩洞がやや大型であり，舌面や唇面の拡大が大きい場合は，ポリエステルストリップスのマトリックスをそのまま使用すると，填塞，圧接したレジンに豊隆を与えることができなかったり，逆に著しいオーバーハングを与えてしまう．隣接面外形の豊隆不足，あるいは隣接面歯頸部へのレジンのオーバーハングはコンポジットレジン修復における最悪の技術エラーといっても過言ではない．そこでこれらを避けるため，ミラートップや鈍なインスツルメントの先でマトリックスを「しごき」，マトリックスに予め豊隆を付形することや，レジンを舌側あるいは唇側のいずれか一方に付形しながら填塞して重合し，つぎに残りの部分

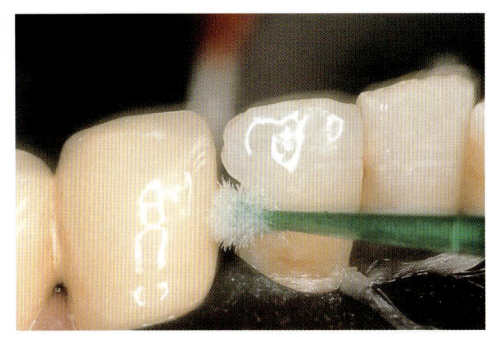

図 51　セルフエッチングプライマーUnifil Bond Primer™(ジーシー)を塗布し，この後マトリックスを装着する．

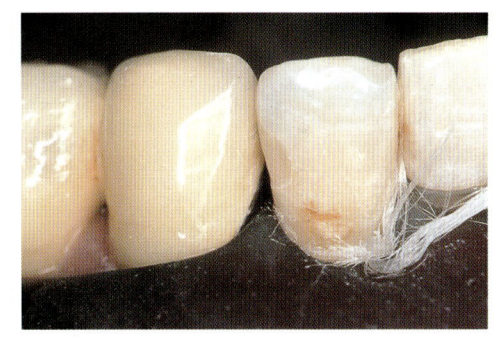

図 53　コンポジットレジン Unifil™(ジーシー)を填塞し，重合する(重合，マトリックス除去後)．

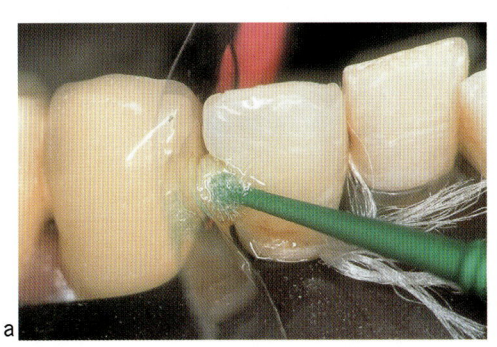

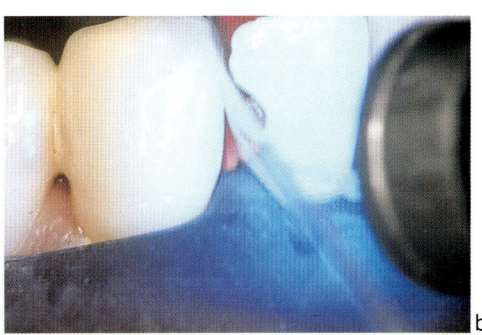

図 52　マトリックスを挿入し，ウエッジで固定をした後，接着剤を塗布 (a)，光重合する (b)．

に塡塞して積層してマトリックスを圧接する方法（図55）をとる．また舌面のマトリックスの圧接は，できる限り術者の第二指（人さし指）を用い，形態を指先で整えつつ圧接する（指先は最も敏感で，制御できる充塡器である！）（図56）．

また切端（縁）隅角の修復を要するIV級窩洞では，ポリエステルストリップスによる成形はきわめて困難であるので，通常はクラウンフォームを用いる（図57-a，b）．クラウンフォームはポリエステルストリップスよりも厚さがあるので，歯間分離はより確実に行われねばならない（筆者らはFrasaco社のクラウンフォーム（国内ではジーシー社が取り扱う）を用いている．国内で入手できるものでは最も薄い）．またサイズや形態は必ずしも患歯と合致しなくても，図の症例のように，適当にハサミで削除して合わせることや塡塞，重合

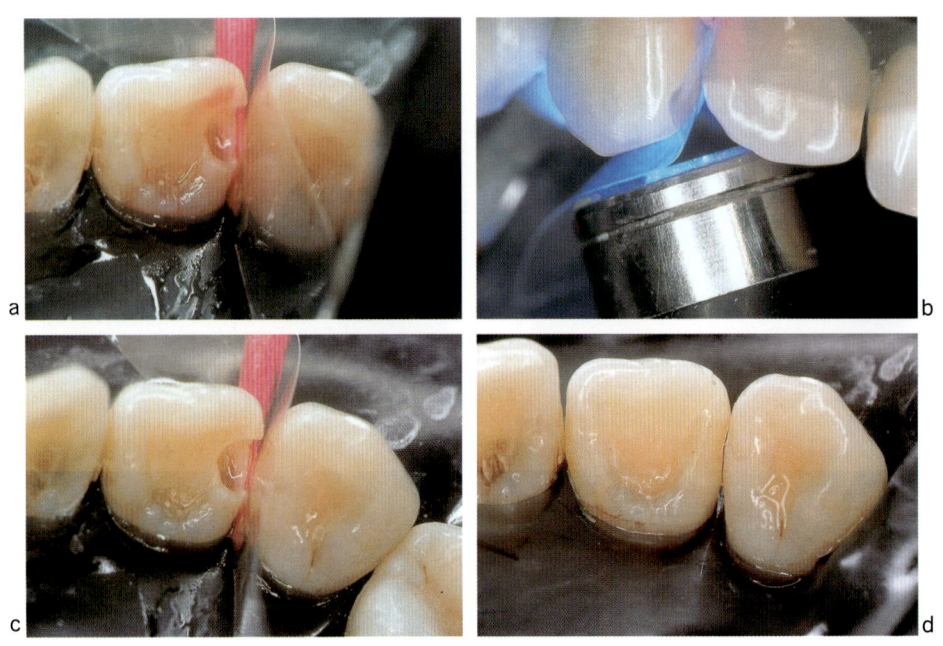

図54　a. マトリックス装着後ワンステップ接着システム One-Up Bond™（トクヤマ）を塗布，b. 光重合，c. 重合後（光重合によりボンディングシステムの色が消える），d. レジン Palfique Toughwell™（トクヤマ）塡塞，重合直後．

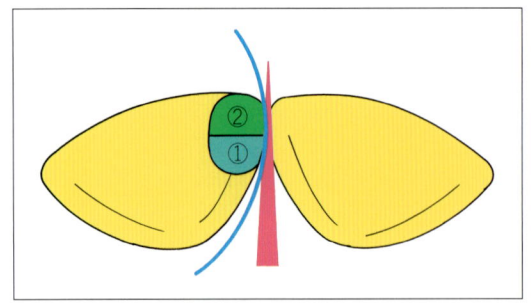

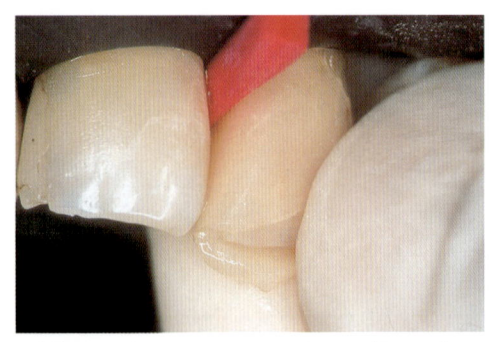

図55　窩洞が大きい場合は舌側あるいは唇側にレジンを塡塞し，その後残りの部分にレジンを塡塞してからマトリックスで圧接する．

図56　舌面へのマトリックス圧接には術者の第二指が最も適当である．

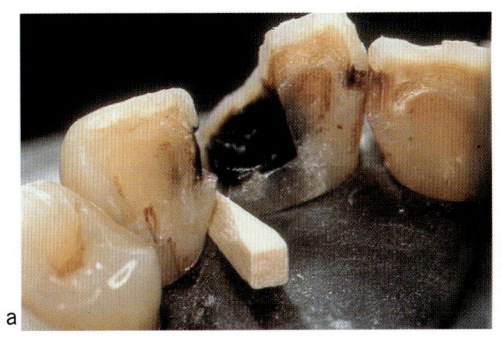

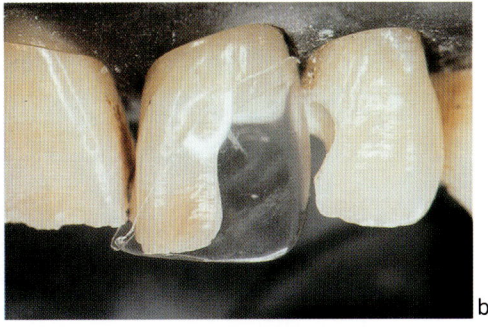

図57 a. 欠損や窩洞が大きい場合はクラウンフォームの利用を考える（鏡視）．
b. クラウンフォームは適当なサイズを選択してハサミで削除しながら形態を適合させる．

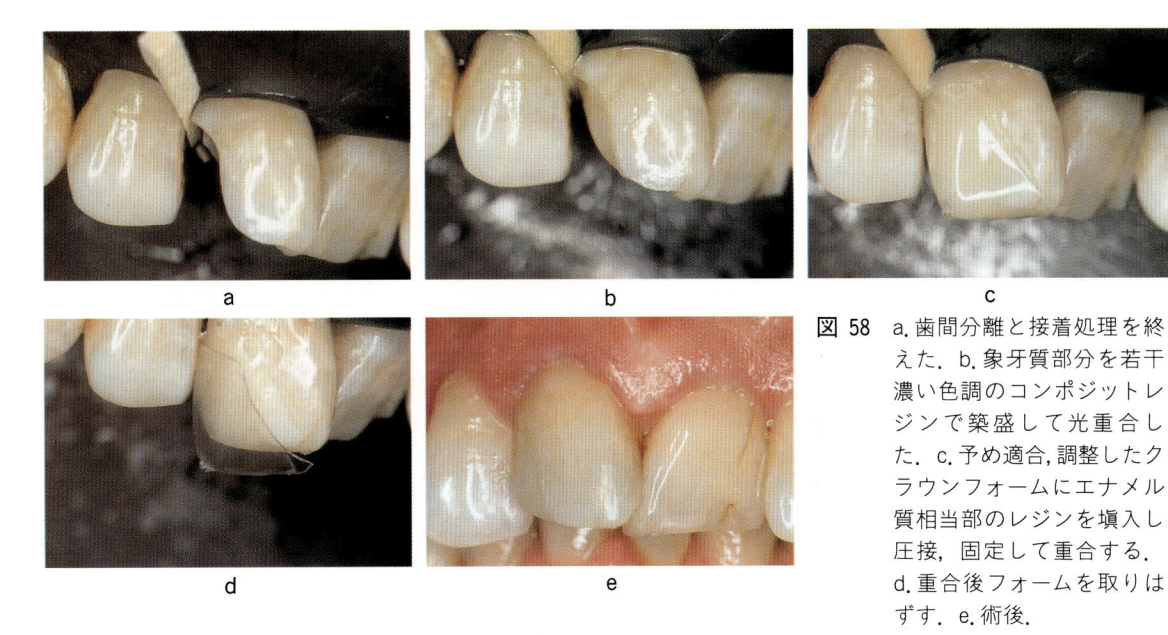

図58 a. 歯間分離と接着処理を終えた．b. 象牙質部分を若干濃い色調のコンポジットレジンで築盛して光重合した．c. 予め適合，調整したクラウンフォームにエナメル質相当部のレジンを填入し圧接，固定して重合する．d. 重合後フォームを取りはずす．e. 術後．

後にレジンを削合して調整できるので問題とならない．形態の適合が終了したら，フォームの内部から外部に向けて探針の先端を利用してレジン用の遁路（逃げ口）を設ける．この後エッチングなど接着前処理，接着剤塗布を行い（隣接歯との間隙が大きいので接着剤が間隙を塞ぐことはまずない），必要に応じて予め窩洞の側にレジンをインスツルメントで成形しながら（象牙質部分を形成するつもりで）填塞し，光重合させる．つぎに残りの歯質部分に相当する量と部分のレジンをフォームの中に詰め，所定の位置にフォームを圧接し，再度改めてウエッジを挿入して歯間分離とフォームの固定をする．この際舌側面や唇側面の圧接が不足しているようであれば，術者の手指で圧接し，固定しながら光重合する（図58-a〜e）．

6．仕上げ，研磨

隣接面う蝕のコンポジットレジンなどによる修復の仕上げ，研磨は原則的には唇面歯頸部の修復と同じと考えてよい．しかしながら，この部の修

復の特徴として，接触点の回復，確保があり，研磨によってこれを失うことは避けねばならず，ここが隣接面修復の最大の注意点となる．したがって接触点を含む修復を行った場合，原則的には接触「点」の研磨は必要ではないし，行うべきでもない．仕上げ，研磨はこの部を避けて行い，接触「点」はマトリックスやクラウンフォームによる圧接面とすることが原則と考える．

したがって隣接面における仕上げと研磨の対象は主に窩縁部であり，また隣接面豊隆の調整が調整の目的となると考えてよい．また舌面や唇面に修復がまたがる場合は，各々の部分の窩縁の仕上げ，形態の付与は唇面歯頸部のそれに準じる．ただし舌面の辺縁隆線の形態付与は，特に辺縁隆線を完全に超えて修復した場合きわめて困難になるので，前項で述べたように，塡塞時に積層法をとるなどしながら形態を予めしっかり回復することが大切であろう．いずれにしてもこの部分の仕上げ，研磨には小型のフレーム型，ペア（洋梨）型などのホワイトポイント（低速コントラ用）やレジン・セラミクス用シリコンポイントなどが臼歯咬合面の仕上げ，研磨と同様に必要になるであろう（図59-a, b）．

仕上げ用のコンポジットレジンナイフで唇面，舌面のレジン溢出部（オーバーハング）を除去し，また隣接面歯頸部の溢出部も同様に取り除く．特に隣接面歯頸部のオーバーハングの除去にはナイフは有用で（図60），このようなレジンナイフのほ

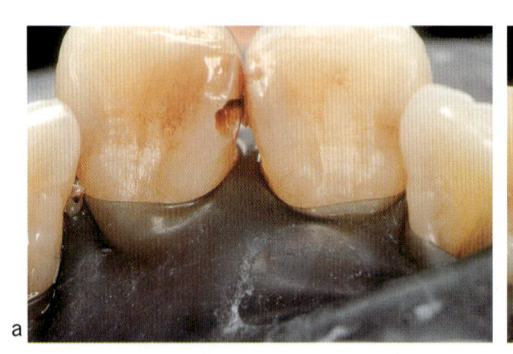

図59 舌面辺縁隆線を壊さないように開拡，形成すると(a)，塡塞や仕上げ，研磨が容易である (b)（いずれも鏡視）．

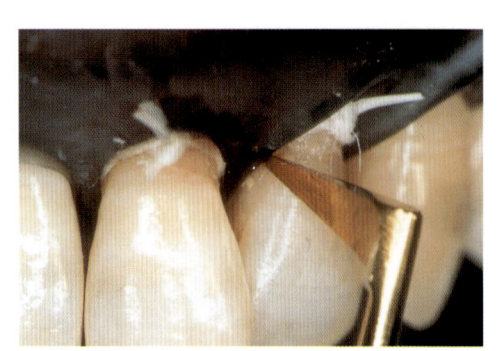

図60 レジンナイフでオーバーハングを除去．

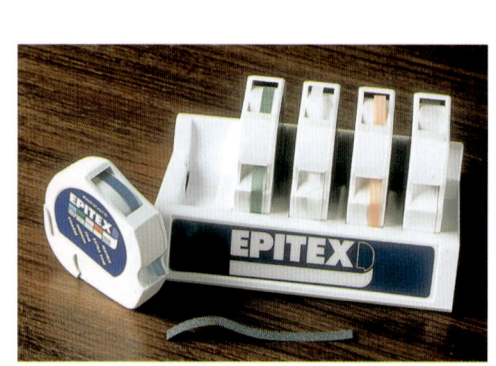

図61 Epitex™（ジーシー取り扱い）の粗粒（ブルー）（スタンドから取り出されているのがブルー）．

か金箔修復用のナイフ（G-13）やハンドスケーラーの利用も有効である．

　隣接面の研磨には研磨ストリップスが利用される．ナイフによるオーバーハングの除去や過豊隆の削合ができないようなら，メタル研磨ストリップス（ニューメタルストリップ™（ジーシー），ダイヤモンドストリップス™（松風）が入手できる）を用いると効率よく調整できる．また隣接面の最終的な研磨にはより薄手のプラスチックストリップスを用いる．筆者らは0.05 mmの厚さをもつプラスチックフィルム基材の研磨ストリップス，Epitex™（ジーシー取り扱い）の粗粒（ブルー）を最終つや出し研磨に用いている（図61）．これら仕上げ用あるいは研磨用のストリップスの使用については，かなり誤解があるように思われるので確認したい．隣接面の外形は決して平坦ではなく，ストリップスを唇舌方向に直線的に往復させるとその豊隆をなくしてしまう．隣接する歯にストリップスの非研削面を添わせながら，唇側の豊隆，同じく舌側の豊隆と研磨している部分を把握しながら，ストリップスを唇側あるいは舌側の一方向に引き抜くように取り出し研磨する（したがってストリップスにはある程度の長さが必要であり，1本のストリップスを短く切断して使用することは間違いである）（図62-a～c）．

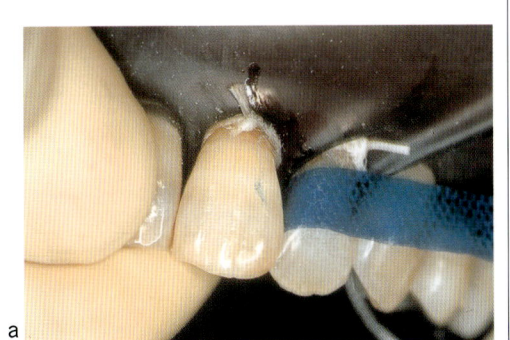

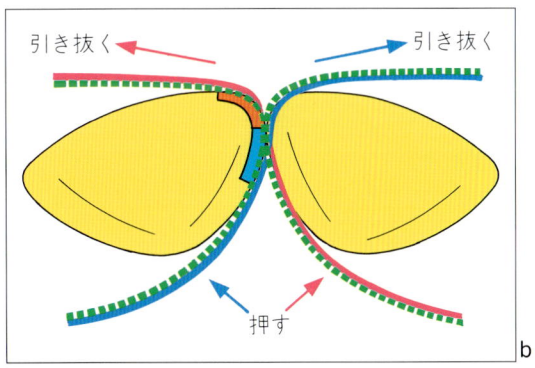

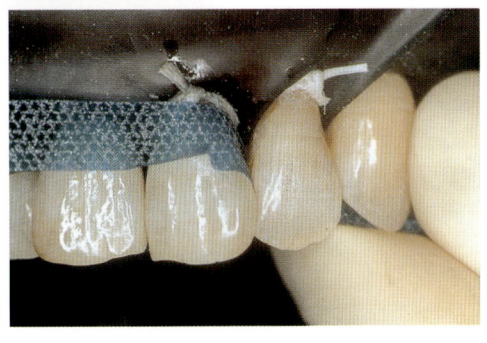

図62　a.ストリップスは唇舌的に往復させて使用するのは間違いで，隣接歯に非研削面を添わせて唇側，舌側と分けて研磨する．b.左側側切歯近心隣接面唇側をストリップスを唇側に引きながら研磨．c.同じく舌側を研磨．

7. 症例（一連の手順）

以上で述べた隣接面のう蝕のコンポジットレジンによる修復を，1つの症例で一連の操作としてくり返す（図63-a〜k）．

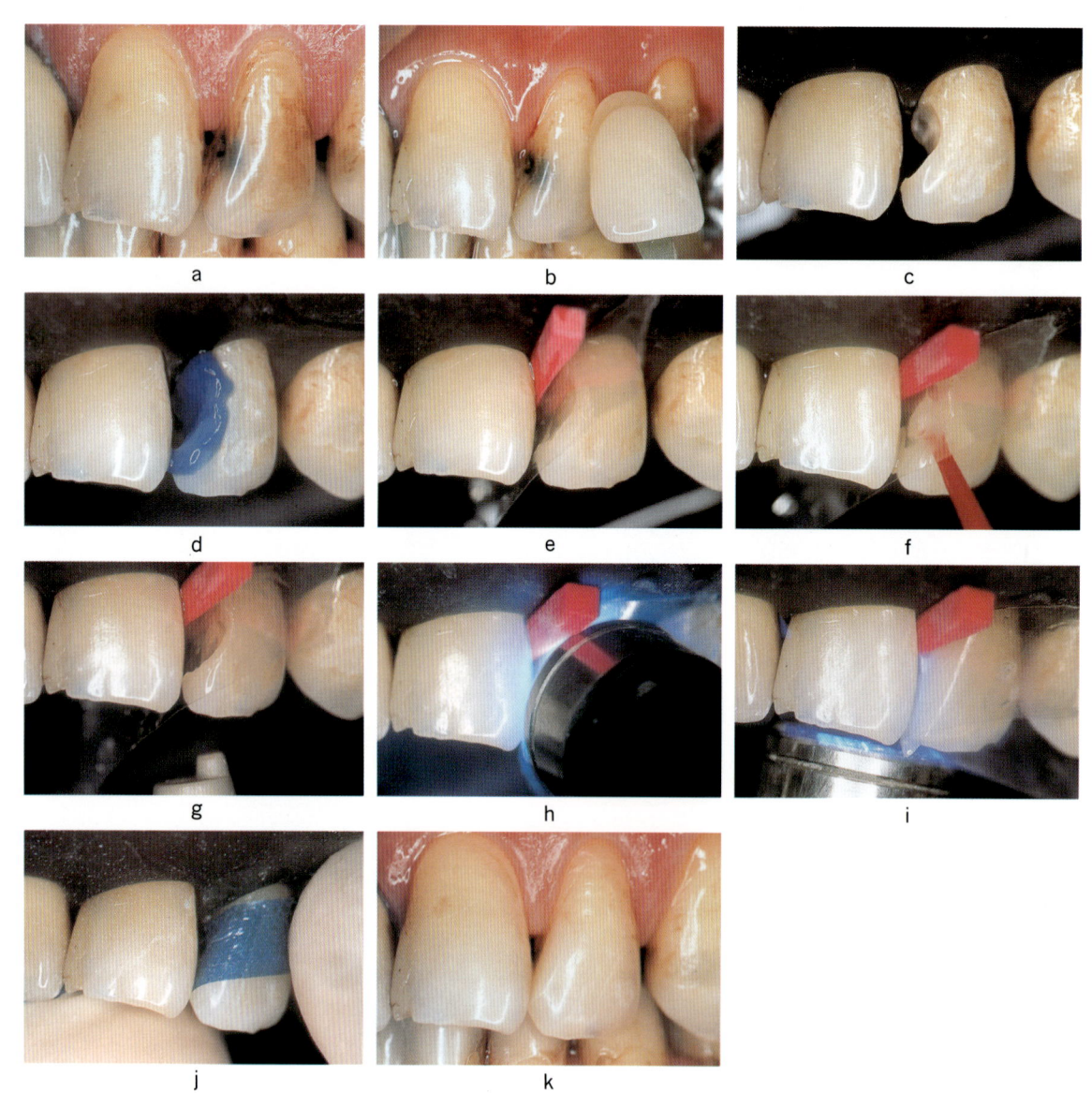

図63 a．術前．b．色調合わせ．c．術野隔離（ラバーダム）とプレウエッジの後窩洞形成．d．エッチング．e．マトリックスとウエッジの再装着．f．ウエットボンディング One Bond™の塗布．g．エアードライ．h．光重合．i．コンポジットレジン Charisma™填塞後（36頁・図56参照），光重合．j．仕上げ研磨．k．術後（2週間）．

第5章　その他の前歯のう蝕症の治療

1．根面のう蝕

　最近は壮年期以降あるいは高齢の患者の根面のう蝕治療が問題となっている．特に高齢者では特有のカリエスリスクが考えられ，より慎重なリスク判定をもとにした診査と診断が必要であり，対症的な治療のみでは今後ますます深刻になる人口の高齢化に対応することが難しくなると考えられる．第1章冒頭で述べたようにう蝕症発症と進行の原因，機序を十分に把握して個々の患者のう窩の処置，メインテナンスを行わねばならない（図64-a〜c）．

　根面う蝕の修復治療にあたっては，う窩の形成が健康歯質（セメント質，象牙質）との境界が不明瞭でび漫性に広がっていることに注意しなければならない．つまりう窩の開拡，病的歯質の除去の際に健康歯質との区別がつきにくいということである．しかもう窩の広がりは歯根面全体に及ぶことが多く，極端な場合は歯根を一周する輪状を呈する．したがって，う蝕歯質除去の際にはう蝕検知液やスプーンエキスカを慎重に使用し，歯質の確認をしなければならない．また適切な視野を確保し，う窩全体を明視して器具や材料の到達をしやすくする工夫が必要である．

　またう窩，窩縁にはエナメル質がほとんど存在せず，接着修復にはきわめて条件が悪い状況であることを認識しなければならない．特に輪状に近いう窩をもつ場合は，レジンなどの填塞と圧接が難しく修復物の緊密な填塞，窩壁の密着に問題が出てくる．さらに歯頸部から歯根部にかけては咬合による応力が発生しやすく，修復部分や修復物に加わるストレスはきわめて大きいと考えるべきであろう．そこで接着システムや修復材料の選択にあたっては，コンポジットレジンのみを考えるのではなく，接着操作の容易なもの，重合収縮の少ないもの，フッ素の徐放を期待できるもの，すなわちグラスアイオノマーセメントやコンポマーなどの材料まで選択の可能性を広げるべきであろう．またコンポジットレジンでも，剛性の高い材料よりもかえって流動性と弾性に富んだ低粘性レジン（LVR：Low Viscosity Resin）の方がこれらの応力を緩和させやすく，小型で浅い窩洞には適応を考えたい（表20）．

　以下にレジン（光重合）強化型グラスアイオノマーセメント Vitremer™(3M)，コンポマー

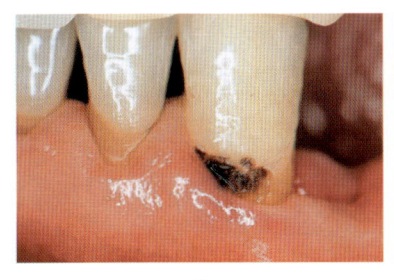

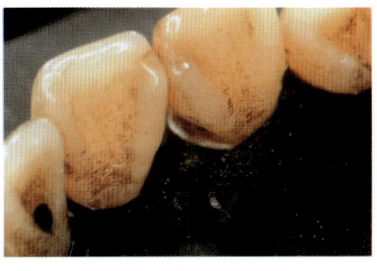

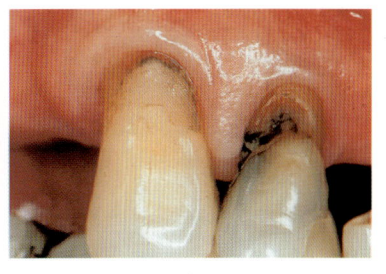

　　　　　a　　　　　　　　　　　　b　　　　　　　　　　　　c

図 64　a．下顎前歯列に発生した根面う蝕（黒褐色の病巣のみでなくアメ色の部分の軟化も進んでいる）．b．歯間歯頸歯根部から CEJ 部分で輪状に広がる根面う蝕．c．歯頸部根面から輪状に広がるう蝕で深いう窩をもつが疼痛などの訴えはない．

表20 根面う蝕（根面のう窩）の治療にあたって

1. 診査を慎重に行い発症原因を把握し，原因除去，メインテナンスにも心掛ける．
2. う窩を確実に明視下に置き，処置するように努める．
3. 健康歯質と病的歯質の鑑別に注意し，う蝕検知液や手用器具を活用する．
4. 接着修復に不利な状況であり，咬合応力が集中しやすい部位であることを把握する．
5. 修復物の緊密な填塞，窩壁密着，成形に問題があることを認識する．
6. 適応修復物の選択をグラスアイオノマー，コンポマー，LVRまで拡大する．

付：歯間部根面，歯肉溝内根面では清掃などのセルフケアが難しく，また修復後のメインテナンスにも難しいところがある．フッ化物（歯磨剤，洗口，塗布）を利用したり，まだ研究レベルではあるが各種レーザー照射による歯根部セメント質，象牙質への耐酸性付与処置など積極的な予防，あるいはう窩に対する修復処置を行う場合もフッ素徐放材料を用いたうえ，保健指導を徹底し，また定期検診を行うなどの対応が必要である．

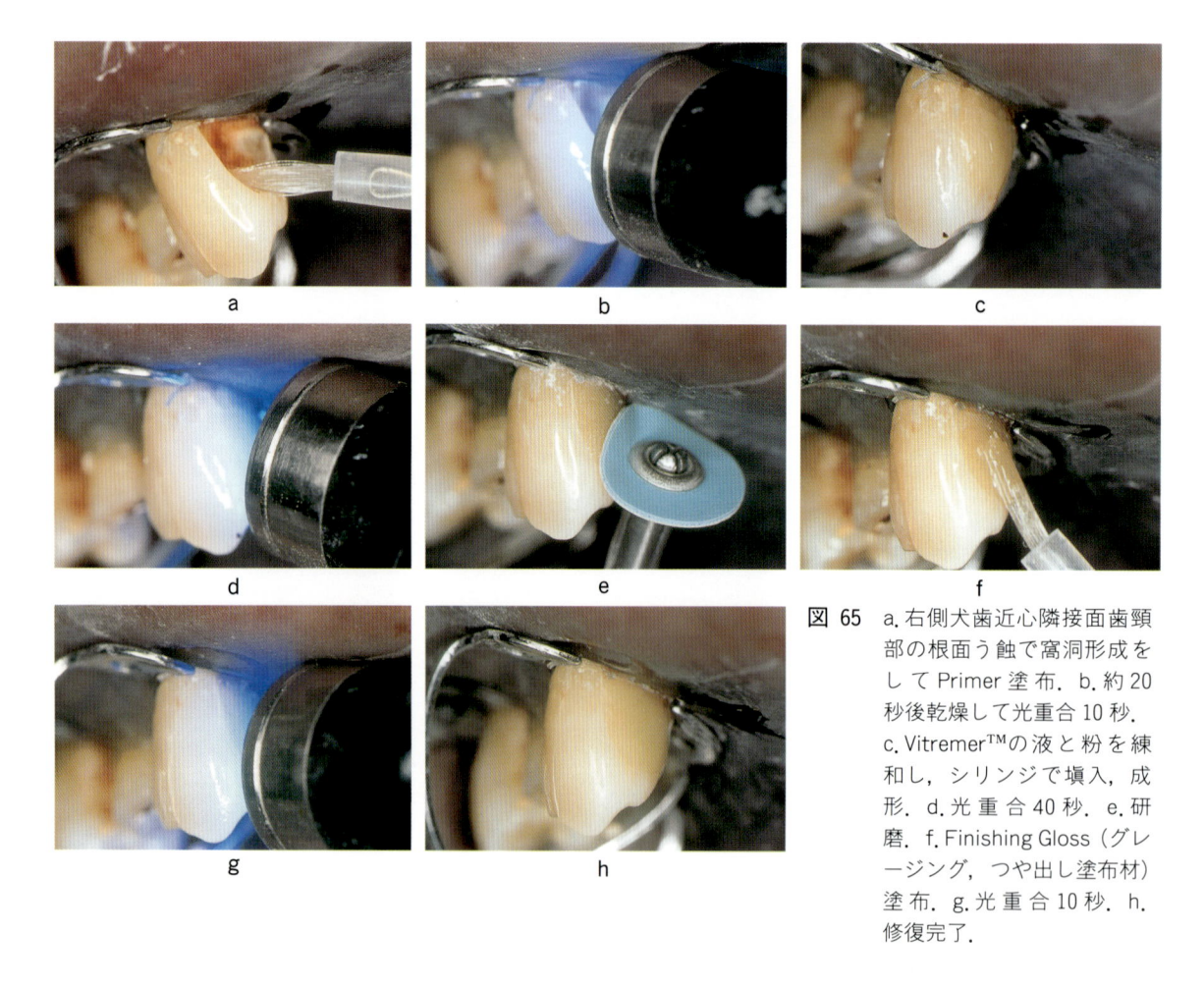

図65 a. 右側犬歯近心隣接面歯頸部の根面う蝕で窩洞形成をしてPrimer塗布．b. 約20秒後乾燥して光重合10秒．c. Vitremer™の液と粉を練和し，シリンジで填入，成形．d. 光重合40秒．e. 研磨．f. Finishing Gloss（グレージング，つや出し塗布材）塗布．g. 光重合10秒．h. 修復完了．

F 2000™（3 M），同じくコンポマーXeno CF™（サンキン）を各々用いた根面う蝕の修復症例を紹介する（図65-a～h，66-a～c，67-a～h，68-a～e）．

2．その他の症例および修復

国内のう蝕の罹患率の減少のスピードは他の先進諸国に遅れているとしても，確実に減少してい

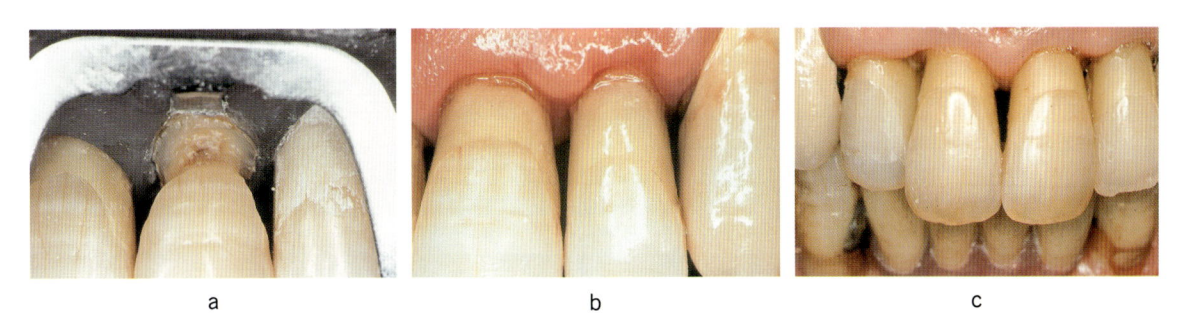

図66 a. 上顎両側中，側歯の歯頸部輪状う蝕をVitremer™で修復した．b. 修復直後．c. 術後4週間．

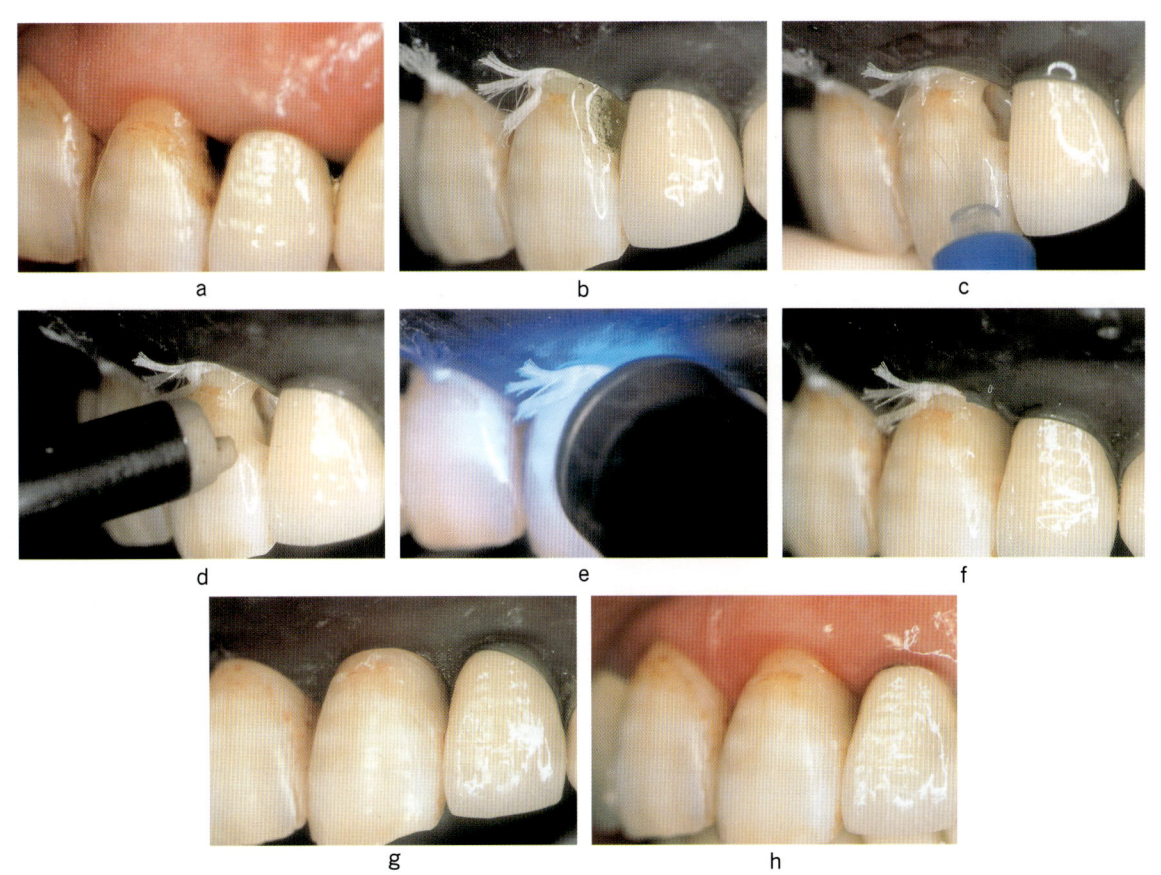

図67 a. 左側中切歯歯間部根面にう窩を認める．b. 隔離，窩洞形成後リン酸エッチングする．c. One Step™ (Bisco) でウエットボンディング．d. 塗布後乾燥．e. 光重合10秒．f. 予め選択した色調のF 2000のペーストを填塞．g. 光重合し研磨する．h. 修復後．
（注）コンポマーはコンポジットレジンの接着システムも利用できる．

ることは明らかであるし，またその罹患の状態も前述のようにきわめて軽度のものとなってきていて，筆者らのこれまでの経験では特に前歯部での初発のう蝕症，う窩の修復の機会は減ってきているように思われる．

しかしながら一方で，術者や患者自身の「修復治療最優先」の古い考え方によって，う蝕罹患原因の追求やその原因の除去がないまま修復された

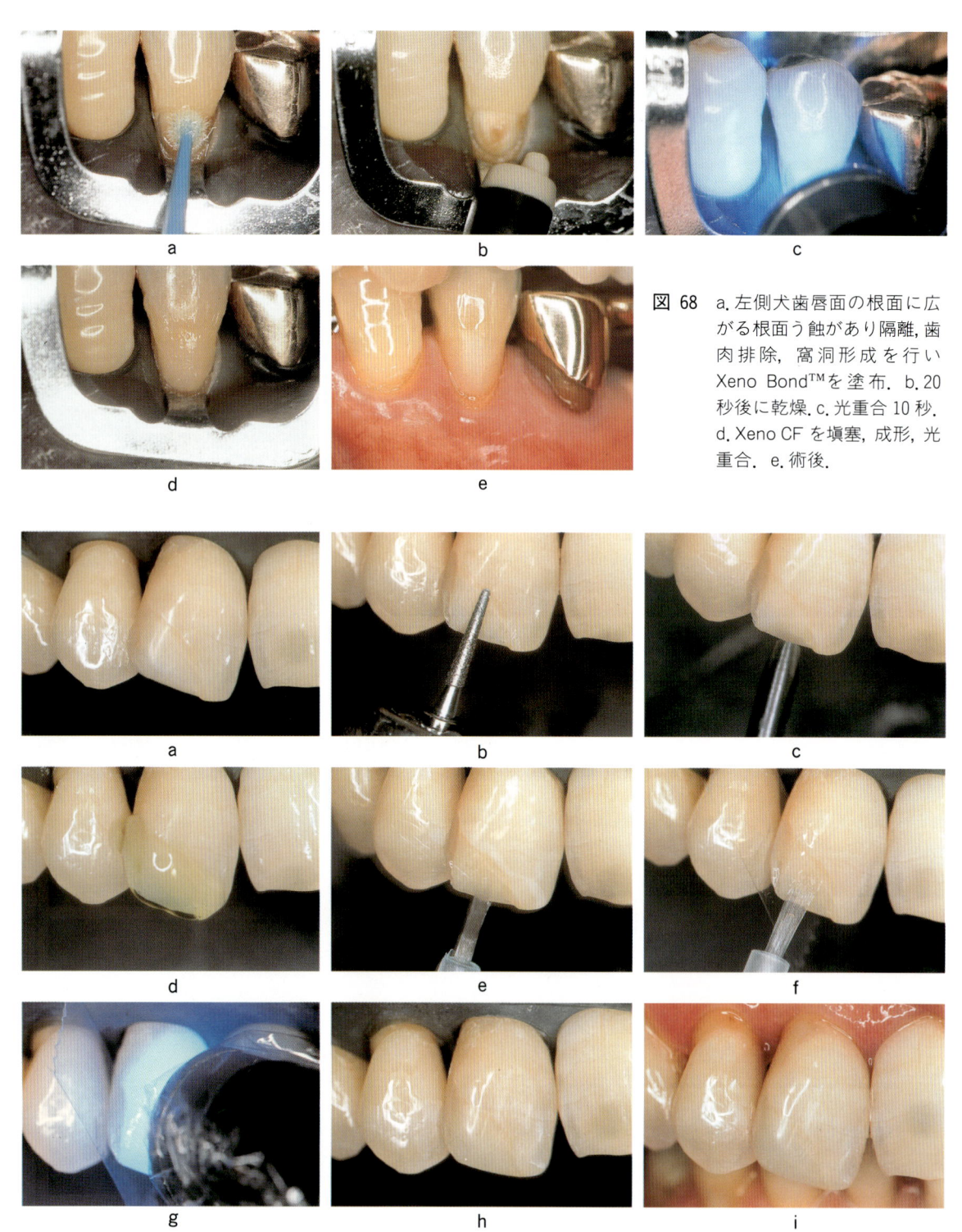

図68 a. 左側犬歯唇面の根面に広がる根面う蝕があり隔離, 歯肉排除, 窩洞形成を行い Xeno Bond™ を塗布. b. 20秒後に乾燥. c. 光重合10秒. d. Xeno CF を填塞, 成形, 光重合. e. 術後.

図69 a. 約12年前に修復したIV級コンポジットレジンにやや摩耗と変色がみられたので補修することにした. b. 表層を一層削除. c. Micro Etcher™（国内モリムラ扱い）によりレジン表面をマイクロサンドブラストする. d. 水洗, 乾燥後レジン表面と辺縁歯質をリン酸エッチングする（15～30秒）. e. (各社から発売されている）シランカップリング材を塗布, 乾燥. f. ボンディング剤 (Single Bond™) を塗布. g. 光重合10秒間. h. Z 100 を築盛, 光重合する. i. 術後.

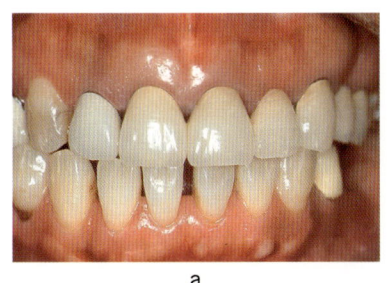

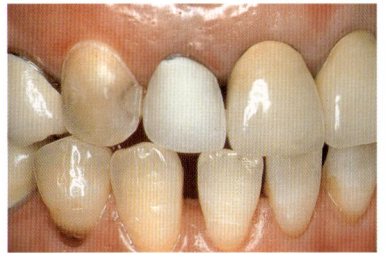

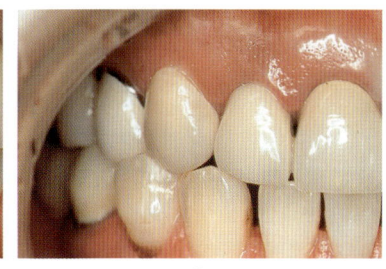

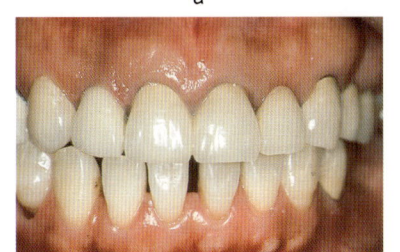

図 70　a. 右側側切歯の古いセラモメタルクラウンの色の不調和と金属コーピング部の露出を訴えている．b. クラウンの適合には問題がないのでクラウン上からポーセレンベニアの形成をした（変色犬歯も）．c. ポーセレンベニア接着後．d. レジン・ポーセレン接着をうまく利用してリペアした．

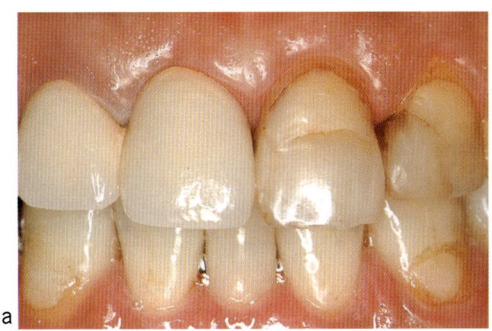

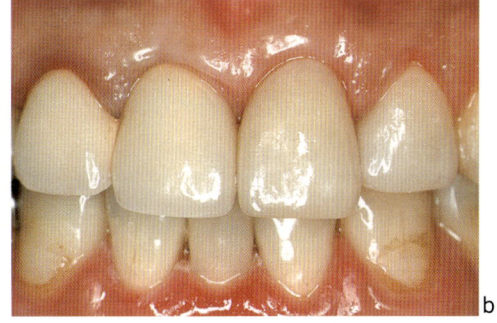

図 71　a. 左側側切歯，犬歯に各々Ⅲ級，Ⅳ級，Ⅴ級のレジン修復があり，各々の変色，辺縁褐線および全体色調の不統一がみられる．b. 各々のレジン修復をそのまま残して歯面形成し，ポーセレンベニア接着した．

結果，あるいはメインテナンスの不良などにより，さらには材料自体の耐久性の点から，再修復，修復物の修理（補修）を行わねばならない機会は依然として多いし，今後は特にメインテナンス中の修復物の補修（リペア repair）の機会が増すのではないかと考えられている．前歯部ではコンポジットレジン，グラスアイオノマーセメント，コンポマーそしてポーセレン（セラミクス）などの歯冠色材料を修復物として用いるが，これらのリペアにもまた当然ながら歯冠色材料で直接法修復材料が用いられる（図 69-a〜i，70-a〜d）．このような歯冠色修復材料を口腔内でレジン材料によってリペアする場合には，第2章3項，表9で述べたようなレジン材料と歯質以外の，例えばレジン材料と，金属材料と，ポーセレン材料との接着の基本的理論と技法をしっかり把握しなければならない．

また同じ患歯でそれぞれ異なる時期に，また異なった歯面に修復を受けた場合，いわゆる「パッチワーク」充填になってしまうことがある（図 71-

a, b).このような場合にはすべての修復物を一時期に取り除き，再修復するかあるいはベニア修復によって唇面全体を被覆しなければ色調の統一は不可能であり，満足できる結果は得られない．ベニア修復は直接法と間接法に大別できる（表21）．これらの中でコンポジットレジン直接法はさまざまな長所をもつが，一方では中程度以上の変色歯の色調遮断の効果はなく，「パッチワーク」による色調不統一の改善，歯質全体の変色の改善も同時に求められる二次う蝕，あるいは欠損の大きなう蝕症の症例では，これらの改善効果が高いポーセレン（ラミネート）ベニアの選択が望まれる（図72-a, b, 図73-a, b）．

ポーセレンベニア修復はいくつかの特長をもつが，中でも歯質保存的修復であること，審美的であり優れた歯質接着性やポーセレン材料本来のもつ物理・機械的強さに由来する耐久性をもつという点は特筆に値するところである．またこれらの臨床的信頼性は数多くの国内外の臨床試験でも確かめられている．ポーセレンベニア修復は変色歯に対する専用の修復法と誤解されているようであるが，実際には非常に幅広い適応症をもち，ここで紹介した症例に対する応用も含めて，前歯う蝕症の治療にもぜひ応用を考えたい修復である（表22, 23）．

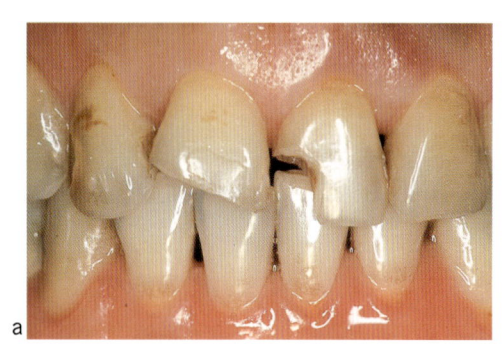

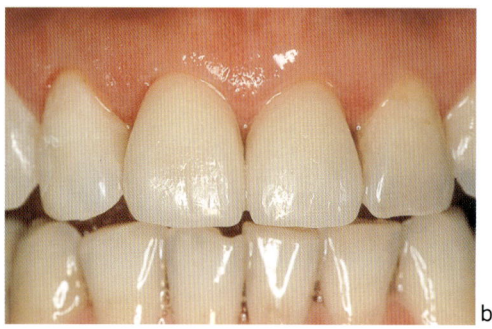

図72 a. 古いレジン修復物が劣化，脱離している．b. 両中切歯にポーセレンラミネートベニア修復を行い，色調の調和も図った．

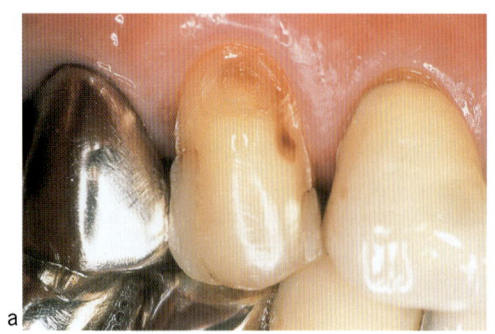

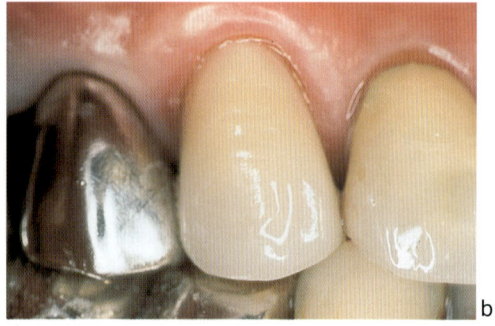

図73 a. 右側犬歯両隣接面，唇面歯頸部に変色，辺縁褐線および二次う蝕をもつレジン修復があり，かつ各々の修復，歯面との間の色調不調和がみられたのでポーセレンベニア修復することにして歯面形成した．b. ポーセレンベニア修復直後．

表 21 （ラミネート）ベニア修復の分類

＊直接法
　・コンポジットレジン直接ベニア
＊間接法
　・コンポジットレジン（硬質レジン）ラミネートベニア
　・ポーセレンラミネートベニア（PLV）
　（ラミネートベニアの作製法による分類）
　　焼成法，CAD/CAMミリング法，加熱加圧法，キャスタブル
　（歯面形成による分類）
　　歯質無削除法，エナメル質内削除法，切縁被覆法，その他

表 22 ポーセレン（ラミネート）ベニアの特長

1. 歯質保存的な修復法である．
2. きわめて審美的である．
3. 歯質接着性に優れ，耐久性に優れる．
4. 歯髄, 歯肉など隣接組織に傷害を与えることがない．
5. ラビアル（唇面）ベニアでは咬合に関与することが少ない．
6. リンガル（舌面），オクルーザル（咬合面）ベニアにも応用できる．
7. 幅広い適応症をもつ．

表 23 ポーセレン（ラミネート）ベニアの適応症

1. 発育異常歯
　・矮小歯，形成不全歯など
2. 変色歯
3. う蝕症
　・浅在性で歯面に広範に広がるもの
4. 侵蝕症
　・摩耗症，酸蝕症など
5. 軽度の位置異常歯および空隙歯列
　・捻転歯，傾斜歯，転位歯，正中離開など
6. その他
　・いくつかの修復物が1歯面に存在し色調の不調和があるものなど

おわりに

　前歯う蝕症の治療の考え方と方法について症例を交えて示した．冒頭で詳細に述べたように，最近のう蝕症治療のコンセプトは，かつての機械的保持を原則とする非接着性修復法による修復治療から大きく変遷してきていて，個々の患者の発症原因や進行のリスクを把握したうえでの，より予防的，歯質保存的そしてメインテナンス重視の治療へとシフトしてきている．まだ社会制度，歯学教育の点で，あるいは歯科医師個々がもつ概念というところでディスカッションしていく点は残っているのも事実であるが，患者，一般社会のニーズはわれわれ歯科界の者が考えているよりはるかにレベルが上がっているのではないだろうか．特に前歯のう蝕治療に限った場合では，臨床家諸氏の意見も同じではないかと想像している．拙著が新しいう蝕治療の考え方の導入のきっかけに少しでもお役に立てるなら幸甚である．

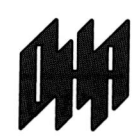

デンタルテクニックス㉑
前歯のう蝕治療

2000年9月5日　第1版・第1刷発行

著者　千田　彰／松井　治
　　　有本　憲弘

発行　財団法人　口腔保健協会

〒170-0003　東京都豊島区駒込1-43-9
振替 00130-6-9297　　Tel 03-3947-8301㈹
　　　　　　　　　　　Fax 03-3947-8073
　　　　　　　　http://www.kokuhoken.or.jp/

乱丁・落丁の際はお取り替えいたします．　印刷／三報社印刷・製本／愛千製本
© Akira Senda, et al 2000. Printed in Japan〔検印廃止〕
ISBN4-89605-164-5　C3047

本書の内容を無断で複写・複製・転載すると，著作権・
出版権の侵害となることがありますので御注意下さい．